ESSAI

SUR LE

RÉTRÉCISSEMENT TRICUSPIDIEN

PAR

Le Docteur Robert LEUDET

Ancien interne des Hôpitaux de Paris
Médaille de bronze de l'Assistance publique
Membre correspondant de la Société anatomique
Et de la Société clinique

PARIS

G. STEINHEIL, ÉDITEUR

2, RUE CASIMIR-DELAVIGNE, 2

1888

ESSAI

SUR LE

RÉTRÉCISSEMENT TRICUSPIDIEN

DU MÊME AUTEUR

Athérome des artères coronaires ; obstruction complète de l'une d'elles. — Myocardite. — Mort par angine de poitrine (*Bull. de la Soc. anatomique*, 1886).

Dilatation considérable de l'aorte thoracique (*Bull. de la Soc. anatomique*, 1886).

Corps étranger de la plèvre. — Sphacèle du poumon consécutif à la présence d'un long tube à empyème ayant séjourné dans la cavité thoracique pendant 9 ans (*Bull. de la Soc. anatomique*, 1887).

Abcès sous-diaphragmatique gauche, sans cause appréciable, ayant simulé un pyo-pneumothorax. — Intégrité de la cavité pleurale (*Bull. de la Soc. anatomique*, 1888).

Endocardite du cœur droit chez une puerpérale (*Bull. de la Soc. anatomique*, 1888).

Endocardite mitrale ulcéro-végétante ; embolies multiples ; vaste abcès de la rate consécutif à un infarctus (*Bull. de la Soc. anatomique*, 1888).

Des hémiatrophies de la langue d'origine syphilitique (*Annales des maladies de l'oreille et du larynx*, décembre 1887).

Dermatite exfoliatrice au cours d'un mal de Bright (*Soc. clinique*, 25 octobre, et *France médicale*, 30 octobre 1888).

IMPRIMERIE LEMALE ET Cie, HAVRE

ESSAI

RÉTRÉCISSEMENT TRICUSPIDIEN

PAR

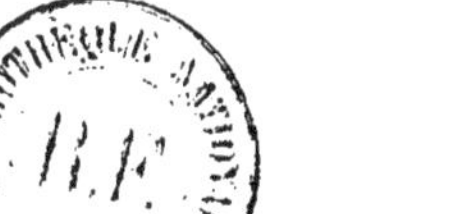

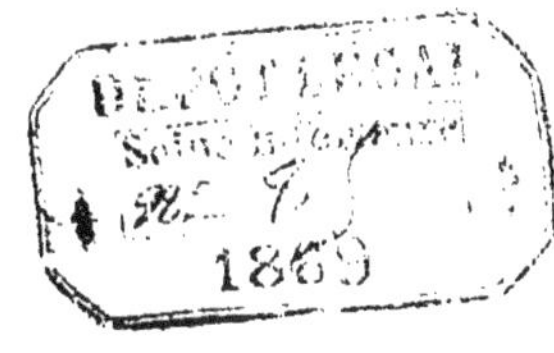

Le Docteur Robert LEUDET

Ancien interne des Hôpitaux de Paris
Médaille de bronze de l'Assistance publique
Membre correspondant de la Société anatomique
Et de la Société clinique

PARIS

G. STEINHEIL, ÉDITEUR

2, RUE CASIMIR-DELAVIGNE, 2

1888

A LA MÉMOIRE DE MON PÈRE

LE DOCTEUR E. LEUDET

Correspondant de l’Institut (Académie des Sciences)
Associé national de l’Académie de Médecine
Directeur et Professeur de clinique médicale
A l’École de médecine et de pharmacie de Rouen, etc.

ESSAI

SUR LE

RÉTRÉCISSEMENT TRICUSPIDIEN

INTRODUCTION

L'étude du rétrécissement auriculo-ventriculaire droit n'est certes pas une chose nouvelle. Depuis les premières publications sur cette question, un temps considérable s'est écoulé, mais cependant la littérature médicale ne contient qu'un nombre relativement restreint de faits, ayant rapport à l'affection dont l'étude fera l'objet de ce travail.

Les monographies sont encore plus rares sur la question, et de date plus récente encore. Il n'y a guère à relever à ce point de vue, que l'article de MM. Potain et Rendu, dans le dictionnaire encyclopédique des sciences médicales, article dont la publication remonte maintenant à près de quatorze ans. Depuis, M. Duroziez, en France, et Bedford Fenwick, en Angleterre, sont les deux auteurs qui ont publié les travaux les plus étendus sur le rétrécissement tricuspidien et réuni le plus grand nombre de faits.

Les autres auteurs en ont parlé, soit accidentellement et consécutivement à une trouvaille d'autopsie, soit accessoirement et par opposition à l'étude de la lésion qui affecte, dans la majorité des cas, l'orifice tricuspide, nous voulons parler de son insuffisance. Il y a en effet une tendance à délaisser, au profit de l'étude du cœur gauche et du système artériel, celle du cœur droit et des veines.

J'ai eu deux fois l'occasion de constater l'existence d'un rétrécissement tricuspidien, et l'idée m'est venue, que l'étude de cette lésion pourrait constituer un sujet intéressant. Ayant fait des recherches étendues dans la littérature médicale française et dans celle des divers pays, il m'a été donné de recueillir un bon nombre d'observations et de faits cliniques ; je n'ai pas la prétention de rapporter ici tous les cas connus de rétrécissement de la tricuspide, pas plus congénitaux que non congénitaux, mais j'ai tenu à en rapporter un certain nombre d'exemples, pour appuyer mes déductions sur un certain nombre de faits. Résumer les signes physiques et les lésions qui y sont décrites, les comparer avec ce que j'ai pu observer par moi-même, exposer les opinions émises par les différents auteurs qui se sont occupés de la question à ses divers points de vue, en un mot montrer où en est arrivée aujourd'hui l'étude du rétrécissement tricuspidien, tel a été le but de mes efforts.

Sous le nom de rétrécissement tricuspidien, je désignerai toute diminution dans le diamètre et le calibre de cet orifice, quel que soit la cause qui produise cette diminution, que ce soit une simple sténose de ses bords, ou bien la présence d'une tumeur s'insérant sur ses bords, ou même dans l'oreillette droite, mais traversant l'orifice et contribuant ainsi à en diminuer la grandeur ; que ce soit une adhérence des valvules due à une endocardite, ou bien encore une malformation congénitale donnant lieu à la production de cordages musculaires traversant cet orifice.

Dans la collection si riche d'observations recueillies par mon père, E. Leudet, pendant 34 ans, comme professeur de clinique médicale, et médecin de l'Hôtel-Dieu de Rouen, j'ai trouvé plusieurs observations de malades atteints de rétrécissement de la tricuspide ; elles ont été poursuivies pendant de nombreuses années pour plusieurs d'entre elles, avec la conscience et l'exactitude bien connues que l'observateur apportait au lit du malade. Je les ai ajoutées aux miennes comme un précieux appoint à ce travail. Je compte sur elles, sur le soin que j'ai mis à rechercher les travaux antérieurs, et à en exposer les résultats, pour me faire pardonner les imperfections qui peuvent être contenues dans les pages qui vont suivre.

Il me reste maintenant un devoir à remplir ; ce devoir que j'accomplis avec le plus vif sentiment de plaisir, c'est d'exprimer toute ma reconnaissance aux maîtres éminents qui, par leur enseignement, m'ont mis à même d'acquérir les connaissances que je possède.

Que M. le Prof. Peter me permette de le remercier doublement ; d'abord pour avoir bien voulu me prendre pour interne et me donner ainsi l'occasion de profiter de ses leçons, puis, pour m'avoir fait l'honneur d'accepter la présidence de ma thèse.

MM. les docteurs Gouguenheim, R. Moutard-Martin, Humbert, M. le Prof. Proust dont j'ai été l'interne, voudront bien accepter l'assurance de toute ma reconnaissance, ainsi que MM. les Prof. Bouchard et Guyon, pour l'intérêt qu'ils n'ont cessé de me porter depuis le début, et pendant tout le cours de mes études médicales.

Que mes autres maîtres dans les hôpitaux de Paris, MM. les Drs Luys, Polaillon, G. Ballet, de Beurmann, Letulle, Roques, Gaillard-Lacombe, veuillent bien agréer mes remerciements.

Je ne pourrais sans ingratitude oublier les maîtres de l'école de Rouen, qui m'ont appris les premiers principes de la médecine.

Que MM. les Prof. Duménil, P. Olivier, Delabost, Tinel, reçoivent ici toute l'expression de ma reconnaissance.

DIVISION DU SUJET

Le rétrécissement tricuspidien peut être congénital
ou acquis; dans les deux cas les symptômes sont à peu
près les mêmes, mais il n'en est pas ainsi de la pathogénie et de l'anatomie pathologique. Aussi avons-nous
pensé qu'il valait mieux diviser en deux parties notre
travail, étant donnée notre intention de ne pas passer
sous silence le rétrécissement tricuspidien congénital.
Ce sera lui qui sera décrit le premier, avec les caractères
propres que lui donnent son origine et les anomalies qui
l'accompagnent du côté de l'appareil cardiaque.

Nous nous contenterons d'exposer ensuite les symptômes qui le caractérisent spécialement, remettant à
l'exposé des symptômes du rétrécissement acquis, les
phénomènes communs aux deux étiologies.

PREMIÈRE PARTIE

DU RÉTRÉCISSEMENT TRICUSPIDIEN D'ORIGINE
CONGÉNITALE

CHAPITRE PREMIER

Pathogénie. — Étiologie.

Quelques détails d'anatomie et d'embryologie cardiaques nous paraissent devoir être énumérés ici, pour faciliter la compréhension des arrêts de développement, qui sont l'origine de cette variété de rétrécissement.

Le cœur apparaît, chez l'embryon, de trente-six à quarante-huit heures après le début de sa vie intra-utérine; il naît, dans l'épaisseur de la paroi antérieure du pharynx, de chaque côté de la ligne médiane, sur deux points, dits points cardiaques primitifs. C'est Dareste qui, par ses observations confirmant les théories de Serres, a démontré que le cœur primitif était double; à l'étranger on a fait honneur de cette découverte à Kölliker et à Hensen, lesquels, ainsi que le fait remarquer M. Quénu (1), ont simplement vérifié chez les mammifères ce que Dareste avait trouvé chez le poulet.

Les deux rudiments cardiaques se recourbent, s'adossent; la cloison ainsi formée disparaît, et les deux tubes cardiaques primitifs se réunissent pour former un tube unique, mono-ventriculaire et mono-auriculaire; celui-ci s'allonge, se recourbe en cou de cygne. Puis le cœur s'infléchissant de plus en plus, les oreillettes se portent en haut et en arrière, le cœur ventriculaire s'abaisse, et prend sa forme conique propre.

La cloison du ventricule primitif naît de la paroi antérieure du ventricule unique, croît de bas en haut et d'avant en arrière, divisant la cavité en deux secondaires, légèrement contournées, une gauche et antérieure, une droite et postérieure; quand ce septum interventriculaire a atteint sa base, il laisse communiquer au-dessus de lui les deux ventricules par l'intermédiaire de la cavité auriculaire encore unique. Chaque ventricule communique alors, avec l'oreillette commune, par une fente dont les deux lèvres offrent déjà des rudiments de valvules (Ecker). Chez l'embryon humain, la séparation des ventricules est terminée à sept semaines.

Puis l'oreillette primitive et le bulbe artériel se cloisonnent. Le cloisonnement bulbaire est fibreux, contrairement à l'interventriculaire qui est musculaire; il se développe de haut en bas, sous forme d'un repli en spirale, pour former plus tard les valvules sigmoïdes aortiques et pulmonaires; son bord libre arrivé en face

____

(1) E. Quénu. *Développement du cœur et du péricarde,* Th. d'agrég., 1883.

de celui de la cloison interventriculaire s'y soude, d'où, dédoublement du bulbe artériel en artères aorte et pulmonaire.

Vers la huitième semaine, chez l'homme, se fait le cloisonnement de l'oreillette primitive ; la cloison partant de la paroi antérieure, du bord supérieur de la cloison interventriculaire, se dirige en arrière vers l'embouchure du sinus veineux, sans l'atteindre.

Puis naît la valvule d'Eustachi à l'embouchure de la veine cave inférieure, s'avançant en dedans et en avant vers le bord du septum auriculaire, prolongeant la veine cave en une demi-gouttière vers le trou ovale. Un autre repli part de la cloison interventriculaire, se prolonge en haut en septum semi-lunaire, et limite en arrière et en haut le trou de Botal qui résulte du développement incomplet en arrière du septum auriculaire ; il est comblé dans la quinzaine qui suit la naissance par soudure des valves.

Les valvules auriculo-ventriculaires sont d'abord représentées par deux fentes (1), bordées de deux bourrelets dus à un épaississement de l'endocarde, et constituant l'origine des valvules.

Fréquence du rétrécissement congénital.

L'endocardite du cœur droit, considérée dans son ensemble, est fréquente chez le fœtus. Rauchfous (2), de

(1) BERNAYS. *Der Entwicklung der Atrioventricularklappen,* Leipzig, 1877.

(2) RAUCHFOUS. *Soc. des méd. de Dresde,* in Th. de R. Blache, 1869.

Saint-Pétersbourg, déclare avoir rencontré en quelques années plus de 300 endocardites fœtales, celles du cœur droit étant infiniment plus fréquentes ; il en constate 192 à droite, contre 15 seulement à gauche.

Un grand nombre d'auteurs, parmi lesquels nous nous contenterons de citer Friedreich, Forster, Th. Peacock, ont signalé ce maximum de fréquence à droite chez le fœtus. Peacock (1) dit même que le rétrécissement tricuspidien est probablement généralement, sinon toujours, d'origine congénitale.

Rosenstein (2) est du même avis. Schipmann (3) a pu réunir 23 cas de cette lésion chez le fœtus.

PÉRIODE D'APPARITION

Suivant Schipmann le maximum de l'endocardite fœtale peut se produire après la douzième semaine. Souvent on peut se demander, à l'autopsie, si l'endocardite a débuté pendant la vie intra-utérine ou après la naissance. Il peut arriver aussi que le début seul se fasse dans la première période, le second et plus complet développement ne se faisant que plus tard. Union, réunion complète des valvules avec occlusion signifierait cependant, pour Schipmann, une marche intra-utérine du processus.

(1) Th. Peacock. On prognosis in cases of valvular diseases of the heart. *Saint-Thomas hosp. reports,* vol. II, p. 250 et 253, 1881.

(2) Rosenstein. *Ziems. Handb. der Path.,* vol. VI, p. 150.

(3) Schipmann. Ueber angeborene Stenose oder Atresie des Ostium dextr. Dissert. Iena, 1869, in *Virchow und Hirsch's Jahresb.,* 1869.

Il est encore d'autres indices qui indiqueraient, à l'autopsie, l'époque du début du rétrécissement tricuspidien; c'est ainsi que Peacock (1) dit, que s'il s'est produit d'une façon marquée à une époque précoce de la vie fœtale, la cloison des ventricules est encore incomplète; une lésion bien nette à l'époque de la naissance, déterminera la béance du trou ovale, et la perméabilité du canal artériel. Le même auteur va même jusqu'à dire, chose qui ne nous paraît pas absolument démontrée, que la débilité et la présence de troubles cardiaques, pendant toute la vie des malades, donnent des raisons de croire à l'origine congénitale d'un rétrécissement tricuspidien étroit, quand même le cœur est bien conformé sous d'autres rapports.

Pathogénie. — La pathogénie de ces lésions est fort obscure; la haute pression sanguine au niveau du cœur droit pendant la période fœtale ne suffit pas pour les expliquer, puisque des lésions profondes peuvent se développer à une époque où elle est encore minime. Quant à la prédominance de la fréquence des lésions du cœur droit sur celles du cœur gauche, ce qu'on pourrait appeler le silence de ce dernier, pendant la vie intra-utérine, suffit pour l'expliquer.

On peut se demander, si certains antécédents ne créent pas une prédisposition au développement du rétrécissement congénital; on sait l'influence que peuvent exercer sur l'embryon les tares acquises ou héréditaires des pa-

---

(1) PEACOCK. *Loc. cit.*

rents ; cette année encore nous avons vu dans le service de la clinique médicale de Necker, un hystéro-épileptique ayant des antécédents morbides, et lui-même père de plusieurs enfants tous plus ou moins tarés ; l'un avait dû être enfermé comme fou, un autre, atteint de vice de conformation du système circulatoire, était mort au bout de quelques semaines, après être venu au monde complètement cyanosé.

Étiologie. — Voici, toujours d'après Schipmann, les anomalies de développement qui peuvent donner lieu au rétrécissement de l'orifice auriculo-ventriculaire droit : tantôt, il peut n'y avoir qu'une simple anomalie de formation ; ceci, quand au temps de la formation des cloisons ventriculaire et auriculaire, la substance musculaire se développe avec excès sur les limites de l'oreillette droite et du ventricule ; on peut observer alors l'apparition d'une paroi charnue entravant la communication entre les deux cavités(1); tantôt c'est une endocardite ou une myocardite, qui survient généralement avant la fin de la douzième semaine, et influe sur la formation des cloisons par elle-même d'abord, puis par les rétractions cicatricielles qui en sont la suite. La tricuspide se racornit, l'orifice peut être simplement rétréci dans son calibre ou obturé par union des valves. C'est le rétrécissement par endocardite fœtale.

(1) Parfois cette cloison devient complète comme dans l'observation d'Abercrombie.

CHAPITRE II

Anatomie pathologique.

Ce que nous venons de dire sur l'étiologie montre déjà quel peut être l'état de l'orifice ; on y constate tous les degrés du rétrécissement, depuis le rétrécissement minime jusqu'à la sténose très prononcée, constituée par une simple fente, et pouvant aboutir à l'oblitération complète (Van Kempen). Signalons en passant, comme une curiosité d'anatomie pathologique, le fait d'Abercrombie où l'orifice tricuspide, rétréci au maximum, est de plus oblitéré par une masse charnue de structure musculaire.

Dans le cas le plus fréquent, c'est-à-dire d'adhérence entre les bords valvulaires, il y a souvent alors une sorte de cône allongé ; tantôt c'est la réunion des trois valves épaissies, sclérosées, en une seule membrane percée d'un ou de plusieurs trous (cas de Kucker) ; tantôt, ces adhérences anormales entre les bords libres forment une sorte de treillis qui termine la valvule (cas d'Ayrolles). Tantôt enfin, il n'y a qu'un simple rétrécissement de l'orifice (obs. de Bury).

Mais les complications les plus fréquentes du rétrécissement tricuspidien, ce sont les larges ouvertures au niveau des cloisons intra-cardiaques que l'on peut voir se produire, et qui peuvent être dues à un même mécanisme que celles signalées par Thore, Bernard, Valleix, Nuhn, Ferber et d'autres auteurs (1), dans le cas d'absence de l'orifice auriculo-ventriculaire droit.

Il est facile de s'en rendre compte, quand on observe le parcours que suit le sang pour se répandre dans l'économie; par suite de l'existence d'un rétrécissement un peu prononcé, le sang, que les veines caves apportent dans l'oreille droite pour le chasser dans le ventricule, devra séjourner plus longtemps dans la première de ces deux cavités.

Or, au moment où se produit cette oblitération, la cloison interauriculaire est le plus souvent incomplète, et le sang trouvant une issue, passe dans l'oreillette gauche, puis dans le ventricule correspondant, d'où il est lancé dans l'aorte ; une partie peut rentrer, si la cloison interventriculaire est incomplète, dans le ventricule droit qui la lance dans l'artère pulmonaire.

Le rétrécissement tricuspidien peut donc, en maintenant au sang son trajet de la vie intra-utérine, déterminer la béance des orifices de communication entre les deux cœurs. Pour Schipmann, les perforations de la cloison seraient consécutives, secondaires, et une conséquence éloignée des lésions de l'orifice auriculo-ventriculaire. La cloison déjà fermée pourrait se perforer de nouveau après la naissance ; l'endocardite ou la myocardite survenant au delà de la douzième semaine, pourrait produire cette lé-

(1) LANCEREAUX. Des anomalies cardiaques, *Gaz. des hôpit.*, p.383, 1880.

sion, et dans ces cas l'ouverture serait petite. MM. Potain et Rendu ne nient pas cette interprétation, mais vu la difficulté de se rendre compte du mécanisme amenant la perforation, ils croient plus rationnel de se rattacher à l'idée d'un vice de conformation primordial.

Voici comment peut s'établir la communication entre les deux ventricules : il existe (Hauska, de Vienne) une partie de la cloison interventriculaire où la paroi musculaire fait défaut : là, les deux cavités ne sont séparées que par un accolement de leur membrane respective. Si ce double feuillet est rendu friable par une endocardite, on comprend qu'il s'établisse facilement une communication (1). Cette portion de paroi, si minime qu'elle offre une certaine transparence, siège à la partie supérieure au-dessous du bord convexe des valvules aortiques ; dans le ventricule droit elle correspond à une des valves de la tricuspide. Sa forme est celle d'un parallèlogramme allongé.

Par suite de cette anomalie dans la direction du courant sanguin il se produit divers désordres :

C'est d'une part la diminution de la capacité et la tendance à l'atrophie du ventricule droit (2) ; grâce à un certain degré d'insuffisance de la tricuspide, celui-ci peut s'hypertrophier légèrement.

Il y a généralement de la dilatation avec hypertrophie de l'oreillette droite.

Ces changements dans la capacité et l'épaisseur des

---

(1) Sans que cette communication existe, l'exagération de l'enfoncement peut donner lieu à cette lésion dite anévrysme de la cloison.

(2) On peut trouver une hypertrophie de ce ventricule due alors au rétrécissement de l'artère pulmonaire (Maragliano).

cavités du cœur peuvent être influencés par l'existence
de lésions d'orifices, surajoutées au rétrécissement tricuspidien. En effet, il n'est pas rare d'observer en même
temps, outre le rétrécissement de l'artère pulmonaire, des
lésions du cœur gauche, et alors si l'orifice mitral est
oblitéré (Ayrolles), ou s'il est seulement rétréci (Bury), on
observe des dilatations et des hypertrophies des cavités
situées en amont. Il en est de même pour les lésions
aortiques.

Ces lésions concomitantes étant beaucoup plus ordinaires chez l'adulte où nous les retrouverons, que chez
le fœtus, nous n'en parlons qu'accidentellement ici.

Le rétrécissement de l'artère pulmonaire peut se com-
biner avec le rétrécissement de l'orifice auriculo-ventriculaire droit, ce dernier étant généralement primitif (obs.
d'Abercrombie, Ashby, Maragliano, Bury); on conçoit
en effet que si les moyens de communication entre le
ventricule droit et l'oreillette sont fermés, ou presque
fermés, le ventricule et l'artère pulmonaire recevant
moins de sang diminuent de calibre. Si les orifices fœtaux
existent, et si le rétrécissement de la tricuspide est sur-
venu de très bonne heure dans la vie fœtale, l'artère
pulmonaire, peut avoir son volume normal. L'étroitesse
secondaire de l'artère pulmonaire, aboutissant dans certains cas à l'occlusion (Abercrombie), peut être due soit
à une propagation endocarditique, c'est le cas le plus fréquent, soit au moindre apport sanguin arrivant de l'oreillette dans le ventricule.

CHAPITRE III

Symptômes.

Dans certains cas, tous les signes peuvent manquer, comme dans le cas d'Ayrolles, par exemple, où il ne survint qu'au dernier moment de la cyanose, après que l'enfant eut été bien portant au début; de plus, outre que l'attention est peu attirée, vu sa rareté, vers la pensée d'un rétrécissement tricuspidien, le diagnostic est encore gêné par la simultanéité presque constante d'autres lésions cardiaques, et il est difficile de faire la part de chacune.

Comme signes généraux on peut observer une toux fréquente et sèche, accompagnée de suffocation et de dyspnée intenses avec abaissement de température très prononcé. Les hydropisies sont rares.

Ashby (obs. VII) a constaté des hémorrhagies buccales et nasales.

Il n'est pas rare que les doigts présentent une déformation particulière, consistant en un renflement arrondi de la dernière phalange, avec élargissement et courbure des ongles qui sont épaissis.

Mais de tous les signes, le plus fréquemment observé c'est la cyanose; malheureusement elle n'est nullement

pathognomonique d'un rétrécissement auriculo-ventriculaire, et résulte simplement d'une lésion que nous
avons dit pouvoir être parfois une pure coïncidence,
quoique dans d'autres cas, nous la regardions comme
résultant de la sténose tricuspidienne, nous voulons parler de la persistance du trou de Botal. Comme le dit
M. Cadet de Gassicourt (1), la cyanose est le résultat de
l'oxygénation incomplète du sang, c'est-à dire de l'obstacle apporté à la circulation pulmonaire; cet obstacle
peut être aussi bien un rétrécissement pulmonaire qu'un
rétrécissement tricuspidien. Dans le premier cas, le
mélange du sang des deux cœurs peut se faire par une
communication interventriculaire, dans le second, par le
trou de Botal; enfin dans le cas de coïncidence de ces
deux rétrécissements, il peut se faire à la fois au niveau
des deux orifices fœtaux s'ils persistent.

Au point de vue de l'auscultation, il existe parfois un
souffle systolique qui s'observe cependant également
dans les autres conformations irrégulières du cœur; ce
souffle peut être fort, s'étendant sur toute la région cardiaque, avec maximum à l'extrémité inférieure du sternum
près du bord gauche; il serait dû à ce que, pendant la systole, le sang est comprimé à travers les ouvertures anormales et relativement étroites existant entre les deux
oreillettes et les deux ventricules, soit que ces ouvertures
n'aient jamais été obturées, soit qu'elles se soient rouvertes
consécutivement à la sténose de la tricuspide (Schipmann).

En même temps que ce souffle, conséquence et non

(1) Cadet de Gassicourt. *Traité clinique des maladies de l'enfance*, t. II, 1883.

produit direct du rétrécissement auriculo-ventriculaire, on entendrait très près de lui un autre souffle diastolique plus faible, et qui serait peut-être le véritable souffle du rétrécissement tricuspidien. On a noté aussi un roulement systolique et en partie diastolique.

Malheureusement, dans d'autres observations, on ne trouve pas cette régularité dans le siège des bruit morbides qui, si elle était constante, serait des plus utiles pour le diagnostic; c'est ainsi que dans l'observation de Peacock, où le rétrécissement tricuspidien était la seule lésion, il n'existait qu'un souffle systolique, à maximum précordial et entendu également depuis la pointe gauche du sternum jusque sous la clavicule correspondante, et moins distinct à droite. Était-ce le passage du sang à travers l'orifice tricuspide ou à travers la petite ouverture de la cloison interventiculaire qui y donnait lieu? Cette dernière hypothèse est peut-être la plus juste, la force de la contraction ventriculaire l'emportant sur celle de l'oreillette droite.

Dans le cas de Bury, 7 jours avant la mort, apparut un souffle systolique maximum à la base de l'appendice xiphoïde; avant on n'entendait que les bruits morbides indicateurs des rétrécissements mitral et pulmonaire.

Abercrombie et Ayrolles, pendant le peu de temps qu'ils ont pu observer leurs sujets, n'ont pas entendu de souffles cardiaques, mais le second avoue qu'il a pu les méconnaître.

La percussion qui, parfois, ne fait constater aucun accroissement de la matité précordiale, dénote dans d'autres cas un agrandissement du cœur, la matité s'accroissant, latéralement plutôt que verticalement, à droite du sternum (Bury); ce signe est l'indice d'une augmentation de l'oreillette qu'il n'est pas rare, nous le savons, de trouver largement distendue.

L'intensité du choc du cœur est très variable, tantôt diffus et peu marqué, tantôt il est exagéré et fréquent au point de constituer de véritables palpitations (obs. de Kucker).

Rien à noter pour le pouls qui a été souvent vu régulier malgré une lésion considérable. Quant aux phénomènes qui se passeraient du côté des jugulaires, il n'y a rien de précis à dire à leur sujet.

CHAPITRE IV

Diagnostic.

En somme, le diagnostic du rétrécissement tricuspidien congénital est des plus difficiles ; disons même qu'il n'est jamais fait avec certitude, et que nous ne le croyons pas possible. Il peut être soupçonné, surtout par un médecin qui se sera déjà trouvé en présence de cas pareils antérieurement ; mais outre que l'âge, l'état du malade, enfant très jeune le plus souvent et parfois même un nouveau-né, constituent une entrave des plus grandes aux investigations de toute espèce, la pluralité possible et fréquente des lésions cardiaques, chez un même malade, vient encore compliquer le problème.

Souvent même, on ne pense pas au rétrécissement de la tricuspide, parmi les lésions dont on cherche à se rendre compte.

On ne partage généralement pas l'avis de Schipmann, pour lequel le diagnostic n'est guère difficile qu'avec le rétrécissement pulmonaire congénital ; dans ce dernier cas, dit l'auteur que nous venons de citer, on peut être guidé, par la constatation d'une matité cardiaque considérable à gauche, et d'un souffle systolique dans le deuxième espace intercostal correspondant.

Il nous semble, qu'il y a encore d'autres affections avec lesquelles on peut confondre le rétrécissement tricuspidien. En première ligne nous placerons la cyanose par persistance du trou de Botal; cette anomalie cardiaque est la plus fréquente de toutes, puisqu'elle a été constatée 52 fois sur 69 ; elle présente des symptômes que l'on peut observer avec une sténose tricuspidienne, frémissement cataire, bruit de souffle, pouls petit, irrégulier, tendance aux syncopes, dyspnée constante ou intermittente, coloration bleue de la peau et du sang. Ces signes font toujours penser le médecin à la cyanose par persistance du trou de Botal, et non au rétrécissement tricuspidien. Nous avouons ne pas trop voir comment le diagnostic peut être fait avec quelque certitude. La déformation des doigts dont nous avons déjà parlé, peut s'observer quelle que soit la malformation cardiaque, pourvu qu'elle mette obstacle à l'oxygénation du sang.

Quant aux lésions organiques du cœur se manifestant à un âge plus ou moins avancé, et qui pourraient faire croire à une origine congénitale si elles s'accompagnent de cyanose, la coloration bleue ne s'y observe que de temps en temps, siège surtout au visage, et diminue ou disparaît généralement quand le malade se remet.

L'adénopathie trachéo-bronchique a pu donner de la cyanose quand elle exerçait une compression très intense; nous avons observé un cas analogue en juin dernier à l'hôpital Necker ; par suite des troubles de l'hématose les ongles avaient pris la forme en spatule. Le diagnostic de lésion congénitale du cœur fut éliminé par la disparition temporaire de la coloration bleuâtre, ainsi que par

les signes obtenus au moyen de l'auscultation, et surtout d'une percussion minutieusement pratiquée par le
Prof. Peter.

Les autres affections où pourrait survenir une coloration violacée des téguments, telles que la phtisie, l'asthme,
la coqueluche, ne peuvent être confondues et ne sont à
citer que pour mémoire.

CHAPITRE V

Marche et Pronostic.

Le pronostic, on le comprend sans peine, est des plus graves ; des auteurs ont été jusqu'à dire que le rétrécissement tricuspidien tuait ordinairement les enfants dès la première semaine.

La vie n'est pas toujours aussi limitée, quoique généralement les porteurs de cette lésion, seule ou combinée avec d'autres sténoses, ne dépassent guère l'extrême jeunesse.

Le malade de Bury a vécu 21 ans et il peut en être du rétrécissement tricuspidien comme du pulmonaire, lequel, sur 20 personnes où il existait avec une béance du trou ovale, a permis à 11 de vivre jusqu'à 25 ans (1).

En outre, comme les autres lésions du cœur droit, il prédispose aux affections rénales, à l'embolie, à la thrombose.

(1) PEACOCK. *St-Thomas hosp. reports.*

DEUXIÈME PARTIE

DU RÉTRÉCISSEMENT TRICUSPIDIEN D'ORIGINE NON CONGÉNITALE OU ACQUIS

CHAPITRE PREMIER

Historique.

Le rétrécissement tricuspidien chez l'adulte est une affection relativement rare.

Skoda (1) dit ne l'avoir jamais observé sur le vivant, et ne le connaître que par quelques exemples existant dans le musée d'anatomie pathologique de Vienne. Niemeyer (2) partageait cette opinion, pour lui c'était une chose exceptionnelle, et Flint (3) appelle le rétrécissement tricuspidien « une rare curiosité ».

Le rétrécissement de la tricuspide partage tout d'abord

(1) Skoda. *Abhandlung über Percussion und Aushultation,* 5ᵉ éd, Vienne, 1854, p. 423.
(2) Niemeyer. *Médecine pratique,* vol, 1, p. 360.
(3) Flint. *Discases of the heart,* p. 840.

le peu de fréquence des lésions du cœur droit en général après la naissance et chez l'adulte, toutefois il ne faut pas tenir compte, ainsi que le fait remarquer M. Constantin Paul, des insuffisances tricuspidiennes par dilatation, elles ne sont qu'un simple phénomène mécanique sans lésion de l'orifice à proprement parler, et, si on les faisait entrer en ligne de compte, on augmenterait ainsi singulièrement, et à tort, le nombre des affections auriculo-ventriculaires droites.

Cette rareté contraste avec ce que nous avons vu chez l'enfant de la fréquence des lésions congénitales, ou intra-utérines du cœur droit.

Mais ce qui fait paraître encore plus rare les lésions de la tricuspide, c'est que l'orifice auriculo-ventriculaire et l'orifice artériel du cœur gauche sont toujours l'objet d'un examen attentif, soit pour y découvrir quelque lésion passée inaperçue pendant la vie et seulement soupçonnée, soit et plus souvent pour avoir, par l'autopsie, la constatation anatomique des symptômes constatés avant la mort. Souvent alors, cela paraît suffisant, ou bien n'ayant rien trouvé on ne songe pas à attribuer au cœur droit les phénomènes produits, on borne là son examen, ou bien enfin on ouvre à la hâte les cavités droites, sans les examiner ensuite très soigneusement.

Si Hope (1) disait, que comparativement rare, la lésion de la valvule auriculo-ventriculaire droite n'existe pas plus d'une fois pour 16, 20 cas et même plus de lésions des

____

(1) Hope. *Diseases of the heart*, 4ᵉ éd., p. 342, 1849.

valvules gauches ; on a trouvé par la suite des chiffres supérieurs aux siens.

Outre les auteurs dont nous rapporterons des observations, Duroziez, B. Fenwick, qui ont insisté, sur ce que les lésions droites et même le rétrécissement tricuspidien étaient plus fréquents qu'on ne le pensait généralement, il résulte, des recherches de Byrom-Bram·well (1), que sur 131 cas d'altération valvulaire la tricuspide était malade 33 fois, c'est-à-dire 58 0/0.

Le même auteur dit, que les altérations de la tricuspide sont rarement visibles à l'œil nu, et qu'elles sont le plus souvent reconnaissables seulement par un examen scrupuleux.

On comprend en effet, que lorsque le rétrécissement tricuspidien n'est pas très prononcé comme cela arrive souvent, l'appréciation de son calibre au moyen des doigts, ou mieux encore la mensuration exacte seront nécessaires ; d'après la manière dont on pratique habituellement l'examen, il faut que la lésion soit bien prononcée pour qu'elle frappe les yeux à première vue, et comme le degré de rétrécissement est loin d'être toujours très marqué, elle reste méconnue.

De plus la coexistence de lésion du cœur gauche, si fréquente qu'on pourrait presque dire qu'elle est la règle, contribue encore à détourner l'attention.

Aussi, pendant une certaine époque, le nombre des observations de rétrécissement tricuspidien citées est-il rare.

(1) Byrom-Bramwell. *Americ. Journ. of the Med. Sc.*, avril 1886, p. 419.

La première observation ou du moins la plus ancienne que nous ayons pu trouver citée, remonte à 1789 et est due à Kinglake. A partir de cette date, on voit, à des intervalles éloignés, paraître celles de Corvisart, de Bertin qui en cite plusieurs exemples, de Hope. Quelques autres les suivent, et principalement dans les recueils des sociétés pathologiques de Londres et de Dublin.

Mais en somme depuis 1789 jusqu'à 1868, époque à laquelle M. Duroziez (1) publie ses dix premières observations, nous n'avons pu trouver que 21 cas cités. A partir de ce moment les faits de rétrécissement tricuspidien se multiplient. Bedford Fenwick (2) résume 46 observations de cette lésion, en ajoutant des nouvelles à celles disséminées dans la littérature médicale.

A l'étranger, Hayden, Cryan, Morrison, Moore, pour ne citer que les principaux auteurs, en France, M. Duroziez apportent successivement un nouveau contingent de faits. On en trouve également un certain nombre dans les Bulletins de la Société anatomique de Paris. Dans les autres pays, en Allemagne notamment, nous n'avons pu trouver qu'un petit nombre de faits de sténose de l'orifice auriculo-ventriculaire droit.

En nous livrant à des recherches que nous avons essayé de faire aussi complètes que possible, nous sommes arrivés à réunir cent huit cas, auxquels nous avons ajouté les sept recueillis par notre père et deux personnels, en tout cent dix-sept observations de rétré-

(1) Duroziez. *Gazette des hôpit.*, p. 310, 1868.
(2) B. Fenwick. *Lond. Path. Soc. Transact.*, 18 janvier 1881.

cissement tricuspidien. Sur ce nombre, il n'y en a que trois où le diagnostic n'a pas été vérifié à l'autopsie. Ce sont celles de Girgensohn (LIV), de Sieveking (XLII), et une de M. Duroziez (XCVI) ; nous avons cru devoir les citer, étant donné l'ensemble des signes que présentaient les malades. Toutefois nous avons réservé la possibilité d'une erreur de diagnostic, et nous n'avons tenu compte d'aucune de ces trois observations, pour appuyer une partie quelconque de notre travail.

Notre statistique, en somme, roulera donc sur cent-quatorze cas, dûment vérifiés à l'autopsie.

CHAPITRE II

Étiologie.

Faisant abstraction des cas, où le rétrécissement tricuspidien est le fait d'une maladie fœtale, qui persiste après
la naissance et continue d'évoluer, il existe des faits indis-
cutables, et dont nous citerons bon nombre d'exemples
où le rétrécissement s'est produit au niveau de l'orifice
auriculo-ventriculaire droit par un processus actif, ordinairement inflammatoire. Ceci est contraire à l'opinion
de beaucoup d'auteurs (Peacock, Rosenstein, etc.) qui
invoquent presque exclusivement l'origine congénitale.

L'âge des malades, l'absence de coïncidence de vices de
conformation cardiaque nous semblent entre autres des
motifs suffisants pour faire admettre, dans beaucoup de
cas, un début postérieur à la vie intra-utérine.

Pourquoi les causes qui influent sur la production du
rétrécissement du cœur gauche ne pourraient-elles jamais
avoir d'influence sur l'orifice auriculo-ventriculaire droit?
Si les lésions ne sont pas aussi fréquentes à droite que
de l'autre côté, cela ne tient-il pas à ce qu'après avoir
rempli son rôle pendant la vie fœtale, une fois que ses
orifices de communication avec le cœur gauche sont

bouchés, le cœur droit est soumis à une pression, à un travail moins considérable ; ses contractions sont loin d'exiger la même énergie qu'il faut au cœur gauche pour lancer le sang dans tout l'organisme : il n'a à envoyer le sang que dans l'appareil respiratoire, où l'appel qui se fait pendant l'inspiration augmente encore sa facilité d'arrivée.

Par contre, quand il est atteint, le cœur droit peut être le siège de sévères lésions ; on pourra le voir dans les faits cités par la suite. Si en général, ce qui n'est pas toujours vrai, et nous en citerons des exemples, les altérations sont moins prononcées à droite, c'est qu'elles sont souvent survenues consécutivement, ou postérieures simplement en date indépendamment de toute influence, c'est aussi beaucoup parce que le cœur droit travaille moins. Ne voit-on pas en effet toujours dans l'organisme, les organes et les tissus dont le rôle est moins actif par rapport à d'autres, être frappés moins souvent de dégénérescences morbides. Des diverses influences agissant sur l'orifice mitral la plupart, pour ne pas dire toutes, peuvent également se faire sentir au niveau du tricuspidien et en modifier le calibre.

Parmi les cent dix-sept cas que nous avons pu recueillir, il en est cinquante-sept (57) où est notée l'absence de toute maladie antérieure ayant pu influer sur le développement du rétrécissement ; dans ceux-ci nous plaçons un certain nombre de malades, dont l'état de gravité n'a pas permis l'interrogatoire.

A côté de cela, il y a des malades dans les antécédents desquels on trouve des raisons de croire, que telle ou telle affection ayant déterminé un rétrécissement de l'orifice mitral, ou d'un autre orifice, peut aussi bien avoir lésé l'orifice auriculo-ventriculaire droit.

C'est ainsi que 41 sur 60 fois nous trouvons notés des antécédents rhumatismaux ; l'influence du rhumatisme sur la production des lésions cardiaques n'étant depuis longtemps plus à démontrer, c'est donc une cause de rétrécissement tricuspidien impossible à négliger. Qu'on nous permette de le dire en passant, ce n'est pas seulement le rhumatisme articulaire aigu fébrile généralisé qui peut retentir sur le cœur, ce rhumatisme, que dans les observations recueillies par nous dans les auteurs anglais, ceux-ci désignent du nom de rhumatic-fever ; on voit souvent, nous avons pu en voir nous-même, de nombreux exemples, et nous avons entendu notre cher maître, le Prof. Peter insister plus d'une fois là-dessus dans son service et ses leçons cliniques, des malades se disant d'abord indemnes de tout antécédent morbide, présenter à l'auscultation un souffle révélateur d'une lésion cardiaque. Si on les interroge alors, ils finissent par se souvenir d'avoir éprouvé des douleurs vagues, trop peu intenses pour les avoir contraints de prendre le lit, mais qui n'en ont pas moins produit leur effet funeste sur l'endocarde. Étant donnée cette fréquence du rhumatisme dans les antécédents, il est fort probable que chez les 57 malades dont les maladies antérieures ne sont pas notées, le rhumatisme a existé plus d'une fois, mais n'a pas été noté.

Cette influence du rhumatisme, les auteurs, qui se sont occupés d'une façon suivie de l'étude du rétrécissement tricuspidien, la signalaient déjà. Bedford Fenwick en 1881 la notait dans 23 cas sur 46 ; il ne faisait que suivre M. Duroziez (1) qui en 1868 rapportait que sur 10 de ses malades, 3 avaient eu des rhumatismes, et 3 des douleurs généralisées et longues. Baumel (2) insiste aussi sur l'étiologie rhumatismale d'après les recherches des précédents auteurs.

M. le Prof. Peter (3) dit : « il est des cas excessivement rares d'endocardite du côté droit chez l'adulte ; cette affection s'est produite simultanément à une endocardite du cœur gauche, *c'est l'expression exagérée du rhumatisme* sur l'un et l'autre endocarde et toujours dans ces derniers cas les lésions de l'endocarde droit sont moins intenses que celles du cœur gauche ».

Nous venons de voir la part du rhumatisme ; nous allons voir aussi qu'on peut admettre d'autres influences morbides, de même que nous verrons, au chapitre de l'anatomie pathologique, que l'orifice droit peut être parfois seul pris et dans d'autres cas sa lésion plus prononcée qu'à gauche.

Pour certains auteurs, la lésion simultanée de l'orifice auriculo-ventriculaire droit et d'autres orifices ne serait pas une simple coïncidence. Woillez (4) admet la propagation de l'endocardite siégeant au cœur gauche au côté droit du cœur, si elle siège au point de la cloison dépourvu de fibres musculaires, et constitué par un simple adossement de l'endocarde gauche et droit.

(1) DUROZIEZ. *Gaz. des hôp.*, 1868, p. 310 et 315.
(2) BAUMEL. Th. agrég., 1883.
(3) M. PETER. *Traité des malad. du cœur et de la crosse de l'aorte*, p. 611.
(4) WOILLEZ. *Traité théoriq. et cliniq. de percussion et d'auscult.*, p. 702.

Chez des malades où il n'y avait pas de rhumatisme
on a trouvé dans les antécédents, la chorée; telle est
l'observation de Duroziez (1) (XCVI) d'une femme qui
sans avoir jamais souffert de rhumatismes eut la chorée
de 14 à 21 ans. On sait les relations que les travaux de
M. le Prof. G. Sée, de M. le Dr Henri Roger ont mon-
trées entre les deux affections; ce sont donc là à la rigueur
des malades que l'on pouvait ranger parmi les frappés
de la diathèse rhumatismale. A moins que, d'après les
idées récemment émises (2), on ne prétende que les accidents rhumatismaux existent dans la chorée au même
titre que dans de nombreuses maladies absolument indé-
pendantes du rhumatisme, et qu'on n'en fasse une simple
névrose de croissance, ou que l'on ne dise avec M. le Prof.
Charcot (3) que la chorée est une névrose comme les
autres.

Chez la même malade de M. Duroziez et chez le malade
de Leclerc (CVII) on trouve dans les antécédents la fièvre typhoïde; peut-être y a-t-il là encore une cause
adjuvante étant données les recherches de MM. Landouzy
et Siredey (4).

Morrison (obs. LIII) ne signale que la scarlatine chez
son malade, avec des antécédents héréditaires il est vrai,
tels que rhumatisme, cardiopathie et phtisie; il en est de

(1) Duroziez. *Union. méd.*, 1883, p. 1095.

(2) Joffroy. *Gaz. hebd.*, 4 déc. 1885, p. 790, et Comby. *Progrès méd.*,
21 avril 1888.

(3) Charcot. *Leçons du mardi*, p. 128 (1887-1888).

(4) L. Landouzy et A. Siredey. Étude des localisations angio-
cardiaques typhoïdiques (*Rev. de méd.*, oct.-nov. 1887), et Contribution à l'étude de l'artérite typhoïdique (*Ibid.*, 1885).

même dans l'observation XLII, non suivie d'autopsie, il est vrai, et due à Sieveking et dans celle de Dyce Duckworth (CVIII).

Hayden signale une fois la rougeole comme seul antécédent morbide, mais c'est là une affection si commune qu'elle a dû être omise à dessein dans les autres observations, et à cause de cette fréquence même il est impossible de lui faire jouer un rôle.

On pourrait invoquer l'hérédité d'après l'opinion de Corvisart et d'autres auteurs. R. H. Pierson (1) communique cinq observations dont il conclut, que l'hérédité de la disposition des lésions valvulaires survient assez fréquemment, mais de notre côté nous ne connaissons rien qui puisse étayer cette opinion, et outre l'observation citée plus haut de Morrison, il n'y a que celle de Guiteras (obs. LI) où l'on signale la mort de la mère par affection du cœur.

Ce qui existe souvent dans les antécédents des malades atteints de rétrécissement triscupidien, ce sont des grandes fatigues et du surmenage, par exemple le cas du général Wipple chez lequel la lésion cardiaque était la suite de fatigues et d'émotions endurées à la guerre. Ce sont encore des débilités comme les malades de Pye-Smith (XIII), de Tuczek (LXV), d'Irvine (LXVII), comme ceux du Dr E. Leudet : malades aménorrhéiques, strumeuses (obs. des femmes Desmarais et Caudron), ou bien avec des antécédents tels que kératites, blépharites, déviations rachidiennes (obs. CXV).

(1) R. H. PIERSON De l'hérédité dans les lésions valvulaires. *Wien med. Bl.*, 30, 31, et 34 ; 1881.

Greenfield (obs. LV) invoque pour le cas qu'il rapporte une origine syphilitique (?); il y avait cependant absence de symptômes et d'interrogatoire, mais l'auteur avait pu savoir, que la malade avait fait deux fausses couches et n'avait jamais eu d'enfants ; pendant 20 ans elle avait eu des attaques convulsives. A l'autopsie Greenfield trouva un foie syphilitique, constatation sur laquelle il fonde son opinion, et un foyer de ramollissement au niveau du noyau caudé.

La malade de Tuczek avait eu 11 fausses couches; peut-être était-elle syphilitique, mais il est plus probable que ces fausses couches sont l'effet plutôt que la cause des lésions cardiaques, l'effet aussi bien du rétrécissement tricuspidien que des lésions simultanées des autres orifices.

La grossesse elle-même ne semble pas avoir beaucoup d'influence sur le rétrécissement proprement dit (1), toutefois dans notre observation CXVII, elle a pu exercer une influence bien nette sur la coïncidence des ulcérations des valves de la tricuspide avec la sténose de l'orifice.

Enfin pour terminer mentionnons que, dans leur traité de la phtisie pulmonaire (2) MM. Hérard, Cornil et Hanot rapportent que Lebert avait observé un cas de rétrécissement tricuspidien chez un phtisique ; les savants auteurs du traité disent n'en pas connaître d'autre.

(1) Voyez plus loin, Chapitre III.
(2) P. 249, 2ᵉ édit., 1888.

CHAPITRE III

Influence du sexe.

La prédominance beaucoup plus grande de rétrécissement de la tricuspide *chez la femme* est depuis longtemps signalée par tous ceux qui ont écrit sur la question,
Duroziez (1) en 1868 trouvait déjà sur 10 cas, 8 femmes
contre 2 hommes.

Bedford Fenwick (2) treize ans plus tard sur 46 cas,
41 femmes et 5 hommes.

Dans notre relevé d'observations en y ajoutant nos
faits personnels nous arrivons à constater que : sur
114 autopsies de malades ayant un rétrécissement de
l'orifice auriculo-ventriculaire droit, 86 étaient des femmes, 22 seulement des hommes ; 6 fois le sexe n'est pas
mentionné dans l'observation.

Cette différence tient à la prédominance chez la femme des lésions des orifices auriculo-ventriculaires en
général sur celles des autres orifices ; c'est là un fait bien
connu. Bamberger (3) a signalé comme d'autres auteurs

(1) Duroziez. *Gaz. des hôpit.*
(2) Bedford Fenwick. *Lond. Path. Soc. Transact.*, 1881, p. 44.
(3) Bamberger. Beiträge zur Physiolog. u. Path. des Herzens (*Virchow's Arch.* B. IX, 1856, p. 57.

la plus grande fréquence, chez la femme, des lésions de la mitrale et de la tricuspide, tandis que chez l'homme celles de la mitrale et des valvules de l'aorte surtout sont plus fréquentes.

On ne sait au juste à quoi tient cette prédominance dans le sexe féminin : on a essayé de l'expliquer par une malformation congénitale ou par une affection intra-utérine, sans pouvoir en réunir des preuves suffisantes.

B. Fenwick (1), qui croit que le rétrécissement tricuspidien résulte d'une affection survenue à l'âge adulte, cherche à expliquer ainsi l'inégalité de fréquence dans les deux sexes : il y a agglutination des bords enflammés et en voie de granulation de deux valves opposées, et cela par une raison purement mécanique ; il en est comme d'une plaie de la peau. S'il y a repos, les bords s'unissent ; or, ajoute l'auteur, chez la femme le travail est moins pénible, l'action du cœur moins puissante, la pression en amont moins forte ; par conséquent les valvules s'écartent moins (2). Chez l'homme c'est le contraire ; les valves enflammées restent désunies jusqu'à ce qu'elles se soient ratatinées et il y a insuffisance primitive au lieu d'un rétrécissement.

Jusqu'à un certain point cette théorie peut avoir de la valeur, mais il nous semble qu'on peut aussi faire entrer en ligne de compte un autre processus : la puerpéralité

(1) *Lond. Path. Soc. Transact.*, p. 66, vol. XXXIII, 1882.

(2) Il est probable, comme l'a démontré M. Landouzy, pour l'orifice mitral, que le tricuspidien est congénitalement disposé à l'étroitesse, qui de physiologique peut devenir pathologique, sous l'influence des dispositions rhumatisantes ou de grossesses répétées.

ne peut-elle contribuer à rendre le rétrécissement de la
tricuspide plus fréquent chez la femme? Les produits
inflammatoires et septiques qui, à la suite de l'accouchement, existent dans les parois et à la surface de la cavité
de l'utérus, ne peuvent-ils arriver au cœur droit par la
veine cave inférieure et frapper son endocarde qui vient
d'être soumis à un travail inaccoutumé par augmentation
temporaire de la pression veineuse? En un mot le rétrécissement ne peut-il pas se développer lentement, sour-
dement au moment d'une grossesse, et ne se manifester
que plus tard?

CHAPITRE IV

Age d'apparition.

L'époque de la mort est très variable.

Sur nos 117 cas il n'y a que 101 où l'âge soit mentionné au moment de la mort, parmi ceux autopsiés.

80 sont des femmes, 21 des hommes.

Des femmes :

2 sont mortes, l'une à		60,	l'autre à 64 ans.	
4	—	entre	50 et 60	ans
14	—	—	40 et 50	—
24	—	—	30 et 40	—
33	—	—	20 et 30	—
3	—	—	10 et 20	—
80				

Des hommes :

2 sont morts, l'un à		60,	l'autre à 64 ans.	
2	—	entre	50 et 60	ans
3	—	—	40 et 50	—
3	—	—	30 et 40	—
6	—	—	20 et 30	—
5	—	—	10 et 20	—
21				

Pour les hommes comme pour les femmes l'âge

extrême de la vie a été de 64 ans ; l'homme le plus jeune avait 14 ans ; la plus jeune des femmes 15.

Les chiffres varient à peu près dans des proportions égales suivant les âges ; on voit que c'est entre 20 et 30 ans que la mort est survenue le plus souvent dans les deux sexes. Il ne faut pas oublier qu'elle est causée non seulement par le rétrécissement de la tricuspide, mais encore par les autres lésions qui coexistent si souvent avec lui, et dont nous étudierons au chapitre du pronostic l'influence sur les malades atteints de sténose tricuspidienne.

CHAPITRE V

Anatomie pathologique.

Suivant M. le Prof. Sappey, à l'état normal la forme
de l'orifice tricuspidien serait celle d'un anneau, et non
celle d'une ellipse à grand diamètre dirigé d'avant en
arrière comme le prétendent certains anatomistes ; cette
disposition elliptique serait purement active, et recon-
naîtrait pour cause la déformation accompagnant l'état
de vacuité et d'affaissement du cœur.

On admet généralement comme circonférence de
l'orifice, d'après Bizot, chez l'homme 0,123 millim. 62 ;
chez la femme 0,107 millim. 50.

Les trois valves d'où l'orifice tire son nom se distin-
guent en interne, antérieure et postérieure.

Bon nombre de fois nous avons trouvé que le degré
du rétrécissement n'était pas mentionné. Cependant
nous avons pu établir que : sur 64 rétrécissements l'orifice
laissait passer :

<table>
<tr><td>

5 fois 3 doigts (1)
18 — 2 —
27 — 1 —
14 — moins d'un doigt
———
64

</td><td>

Dans ces rétrécissements figurent
ceux qui admettent seulement :
le bout de l'index, la pointe du
médius, le petit doigt ou seule-
ment son extrémité.

</td></tr>
</table>

(1) Nous ferons remarquer qu'un orifice qui admet trois doigts est

C'est du dernier degré de rétrécissement que Bamberger (1) dit pour en montrer la rareté « que les diminutions d'orifice qui ne peuvent plus admettre qu'un doigt constituent des pièces qui méritent d'être mises dans un musée d'anatomie. »

Le rétrécissement de la tricuspide paraît se faire de plusieurs manières (2).

Nous rangerons sous trois groupes les processus pathologiques qui peuvent lui donner naissance, et qui sont d'une fréquence bien inégale, les deux derniers surtout.

C'est ainsi que nous distinguerons les rétrécissements :

1° *Par adhérence et soudure des valves de l'orifice* (cause de beaucoup la plus fréquente) ;

2° *Par sténose proprement dite de l'orifice ;*

Rétrécissement par endocardite.

3° *Par obstruction de l'orifice due à des concrétions polypeuses ou à des végétations* (ou encore rétrécissement par productions morbides).

en vérité bien peu rétréci, mais des faits pareils étant cités comme des cas de rétrécissement tricuspidièn, nous avons cru devoir les faire compter.

(1) BAMBERGER. *Lehrbuch der Krankheiten des Herzens*, p. 252.

(2) 33 fois sur 114 la nature du rétrécissement n'est pas notée dans les observations recueillies.

I. — Rétrécissement tricuspidien par adhérence et soudure des valves

Ainsi que l'avaient déjà signalé M. le Prof. Peter, MM. Rendu et A. Chauffard, nous avons pu vérifier, que ce mode de rétrécissement est celui qui se montre avec la plus grande fréquence.

Ce serait une endocardite chronique, lente et silencieuse, généralisée plutôt que profonde, peu végétante, mais adhésive et plastique, qui tendrait à unir les valves lésées par leurs bords (1).

Par suite de ces adhérences les valvules peuvent prendre les formes les plus diverses ; c'est ainsi qu'on peut les trouver agglutinées sur toute leur étendue et formant un entonnoir terminé par une ouverture circulaire (obs. XXII, LXXI, CVI, CXIV), par une fente (obs. XC), par un orifice en croissant (obs. LV), ovale (obs. LXIV, XCI), par une fente étroite et rigide, à bords épais (obs. CI).

La base du cône est généralement formée par un anneau normal comme dans l'observation LXIX, et l'infundibulum est attiré vers la pointe du cœur (obs. CI) ; il peut mesurer des dimensions bien diverses que nous avons déjà étudiées.

Tantôt il existe une véritable cloison cartilagineuse percée d'un trou (obs. VI) ou de plusieurs trous, tantôt par leur accolement les valves de la tricuspide forment

(1) A. Chauffard. *Rev. de méd.*, 1883.

un anneau étendu entre l'oreillette droite et le ventricule.

Les valves ne sont pas toujours adhérentes sur toute leur étendue, mais ce cas est cependant ce qui paraît s'observer encore le plus fréquemment.

On peut les trouver parfaitement unies et mobiles malgré leur accolement; elles semblent pouvoir s'affronter encore avec une assez grande facilité, pour permettre la clôture parfaite de l'orifice auriculo-ventriculaire. Mais il est loin d'en être toujours ainsi: alors cartilagineuses, dures, épaissies, soit au point où elles forment un anneau au sommet du cône, soit à leur base près de leur insertion, contractées, racornies les valves ne peuvent plus se mouvoir facilement, ni se rapprocher assez, et le rétrécissement s'accompagne d'insuffisance; c'est là du reste un fait qui est aussi commun à droite qu'à gauche.

Par suite de ces changements de consistance les valvules sont devenues opaques, blanches, nacrées ou jaunâtres, infiltrées de tissu scléreux et de graisse dans certains cas. Il n'est pas rare d'observer à leur surface des végétations plus ou moins abondantes; d'autres fois seulement quelques petits nodules ou quelques concrétions fibreuses les parsèment.

Enfin, comme dans notre observation CXVII, les valves peuvent être le siège d'ulcérations, quand, ainsi que nous croyons l'avoir observé dans ce cas, un processus ulcératif se surajoute à un rétrécissement tricuspidien, antérieurement acquis.

L.   4

II. — RÉTRÉCISSEMENT PAR STÉNOSE PROPREMENT DITE DE L'ORIFICE

L'orifice lui-même peut être affecté; nous avons pu en relever 22 cas.

Ses dimensions sont variables; généralement il est moins prononcé que ne l'est celui que forment par la réunion de leurs points les valves de la tricuspide.

Formant dans certains cas un anneau épais et solide, rigide, en forme de boutonnière ou de fente, l'orifice auriculo-ventriculaire droit est ordinairement libre; plus rarement on y trouve insérées quelques petites végétations.

Il n'est pas rare que les valves soient également malades; beaucoup plus rarement elles peuvent devenir le siège d'un processus ulcératif.

III. — RÉTRÉCISSEMENT TRICUSPIDIEN PAR PRODUCTIONS MORBIDES

(Concrétions polypeuses, végétations, etc.)

On ne peut pas ne pas faire rentrer cette variété dans l'étude du rétrécissement tricuspidien, puisque ainsi que nous le verrons, elle donne des signes très nets et absolument conformes à la théorie, tels que le pouls veineux présystolique, signes qui dans les rétrécissements par endocardite sont masqués par les lésions concomitantes.

Ce mode de rétrécissement est très rare; plusieurs auteurs disent ne pas en° connaître d'exemples. Nous avons pu en trouver quelques faits cités.

Burns (1) rapporte qu'un homme à pouls un peu inégal mourut avec tous les symptômes d'une maladie de cœur accompagnée de plusieurs hémoptysies; dans l'oreillette droite très dilatée s'insérait un « polype » conique qui pendait dans le ventricule droit; il ressemblait beaucoup à un polype nasal et sa structure était dense et lamelleuse.

Kinglake (obs. I) a trouvé une végétation de la grosseur d'une aveline située dans l'orifice auriculo-ventriculaire droit; il y en avait d'autres semblables dans la moitié des cavités du ventricule et de l'oreillette droite.

Gairdner (obs. XVIII) a vu une tumeur insérée sur l'orifice, obturer une partie de son calibre.

Plus récemment M. Garel, de Lyon (obs. LXVIII) a constaté sur une des valvules, la présence d'une petite tumeur en forme de champignon ou de chou-fleur, à surface fort irrégulière, et qui rétrécissait fortement l'orifice en faisant saillie dans le ventricule droit ; l'examen histologique prouva que cette tumeur était un hématome valvulaire en voie de calcification et de transformation fibreuse.

Enfin notre maître, M. Peter (2) a vu le rétrécissement tricuspidien causé par soudure des végétations. Quand les orifices et surtout les valvules sont atteints, il est fréquent de voir survenir en même temps des altérations

(1) In ARAN. Recherches sur les tumeurs et les dégénérescences des oreillettes du cœur. *Arch. gén. de méd.*, 1re série, 71, p. 278, 1846.

(2) *Loc. cit.*, p. 619.

des piliers et des cordages tendineux qui, partant de ceux-ci, vont s'insérer aux valvules.

Le plus souvent, ce qu'on note c'est un épaississement des muscles papillaires qui peuvent être en même temps raccourcis ; dans d'autres cas au contraire, ils sont atrophiés (obs. XIII), amincis, aplatis, adhérents aux parois du ventricule (obs. CX). Les cordages tendineux partagent ces altérations ; on a signalé des cas où ils présentaient une hypertrophie telle qu'ils égalaient presque le volume ordinaire d'un pilier. Leur tissu est en même temps le siège de dégénérescence ; on y constate des taches blanchâtres, jaunâtres et à la coupe les traces manifestes d'une myocardite.

M. Renaut, de Lyon (obs. XCII) a vu une espèce de tendinite chronique des attaches des valvules.

Toutes ces lésions contribuent encore, par les rétractions et les adhérences qui se créent consécutivement, à accroître encore le rétrécissement ou à produire simultanément une insuffisance.

Il est rare que le rétrécissement tricuspidien existe, sans que l'on constate simultanément une lésion analogue à l'un ou à plusieurs des orifices du cœur.

Hope (1) disait déjà, que l'endocardite des valvules du cœur droit est en général accompagnée de lésions de l'endocarde des cavités gauches. Depuis, comme avant cet auteur, ceux qui se sont occupés de la question ont pu constater la vérité de cette assertion. M. A. Chauffard (2)

---

(1) HOPE. *Diseases of the heart*, p. 343 ; 2ᵉ édit., 1849.
(2) A. CHAUFFARD. *Revue de méd.*, 1884, p. 553.

dit qu'on est en droit de supposer que dans un certain nombre de cas, le rétrécissement mitral pur entraîne à sa suite comme lésion secondaire et subordonnée le rétrécissement de la tricuspide.

Fréquemment aussi les autres orifices peuvent présenter des lésions diverses en même temps qu'un rétrécissement; le plus souvent et de beaucoup, c'est une insuffisance.

Sur 114 autopsies on a trouvé :

Rétrécissement de la tricuspide isolée............	11
— — tricuspidien et de l'orifice de l'artère pulmonaire.....................	3
— — tricuspidien, mitral et pulmonaire..	1
— — tricuspidien, mitral et aortique.....	21
— — tricuspidien et mitral...............	78
	114

Le degré de sténose est loin d'être également prononcé dans les deux cœurs, mais c'est presque toujours l'orifice mitral qui l'emporte sur le tricuspidien par le degré de la coarctation (1).

Sur 49 cas de rétrécissement mitral et tricuspidien existant chez un même sujet :

41 fois l'orifice mitral est plus rétréci que le tricuspidien.

5 — les dimensions des deux orifices sont égales.

3 — l'orifice tricuspidien est plus étroit que le mitral.

49

Quand on examine soit pendant la vie par la percussion,

(1) Duroziez, Potain et Rendu.

soit après la mort, le cœur d'un malade porteur d'un
rétrécissement de la tricuspide, on y constate ordinairement des changements de volume très notables, mais
parmi ceux-ci il faut faire la part de ceux qui appartiennent en propre à la lésion de l'orifice auriculo-ventriculaire droit.

Si l'on inspecte l'un après l'autre les orifices et les diverses cavités situées soit en amont soit en aval de ceux-ci, on
trouvera que les modifications du cœur gauche sont des
altérations concomitantes mais non consécutives ; si
elles existent simultanément, c'est grâce à l'extension ou
à la généralisation de l'endocardite ; on ne peut pas affirmer qu'elles soient ou antérieures ou postérieures à l'altération de la tricuspide.

Il n'y a que la dilatation et l'hypertrophie de l'oreillette
droite qui soient le fait du rétrécissement tricuspidien
pur ou avec insuffisance : cette hypertrophie varie naturellement en raison directe du degré de l'étroitesse de l'o-
rifice auriculo-ventriculaire. On comprend aussi, que plus
la date du rétrécissement remonte loin et plus l'oreillette
se sera laissée dilater, en même temps qu'elle s'hypertro-
phiera. Quand il y a simultanément rétrécissement et
insuffisance cette hypertrophie devient plus considérable
(Peter).

Ce n'est que par exception que quelques observateurs
signalent l'absence d'anomalie dans la capacité et l'épaisseur des parois de l'oreillette.

Hayden (obs. XL) a trouvé un calibre normal ; Duroziez (obs. XXVII) constate une oreillette droite sans
anomalie, peu hypertrophiée et peu dilatée.

L'oreillette peut être hypertrophiée sans être dilatée, par exemple dans l'observation CXIII, elle est petite, mais ses parois sont épaissies. Ce ne sont là, nous le répétons, que des faits exceptionnels.

Ordinairement on trouve à l'autopsie l'oreillette plus proéminente qu'habituellement, circonstance tenant à sa dilatation et à son hypertrophie ; souvent du volume du poing, elle peut atteindre des dimensions véritablement colossales, triples de l'état normal (Lépine, obs. CXI), et même plus (A. Chauffard, obs. CI) ; elle ressemble alors, suivant l'expression du Prof. Renaut « à un cœur supplémentaire » (obs XCII). Comme dans l'observation CIX sa hauteur peut mesurer 0,10 de l'orifice de la veine cave supérieure à l'orifice auriculo-ventriculaire.

L'intérieur est généralement rempli de caillots qui concourent encore à la distension.

Les parois simplement dilatées, amincies et d'une musculature peu développée dans certains cas, sont plus fréquemment épaisses, par suite du développement exagéré de leurs fibres musculaires ; à côté des points épaissis on en voit souvent d'autres transparents.

L'auricule participe ordinairement à la dilatation et aux altérations des parois, ses colonnes charnues ont une épaisseur insolite.

Par suite de la stase sanguine dans la cavité auriculaire, les orifices des veines coronaires finissent par se dilater ; dans l'observation CX elles pouvaient admettre le bout de l'index.

Si la lésion tricuspidienne se bornait à un simple rétrécissement, le ventricule droit devrait théoriquement s'atrophier, mais il tend plutôt à se dilater et cela s'explique par l'existence presque constante d'un certain degré d'insuffisance tricuspidienne. L'état normal se constate quelquefois, il est ainsi dans les observations XVIII et LXVIII (Gairdner, Garel) où le calibre de l'orifice est diminué par la présence de tumeurs ; il est probable que leur évolution plus rapide qu'une endocardite chronique de l'orifice a amené la mort, avant que la paroi cardiaque ait eu le temps de s'altérer.

M. A. Chauffard a vu le ventricule droit « ratatiné, graisseux, plutôt que charnu, et contrastant avec l'énorme dilatation de l'oreillette plus que triplée ». Simpson (XXXV), Seymour (CVI) ont noté également une absence d'hypertrophie et de dilatation du ventricule. Or ces trois auteurs constataient en même temps un très petit calibre de l'orifice tricuspidien, et c'est très probablement pourquoi le ventricule ne s'était pas modifié, ou s'était atrophié ; le sang n'y arrivant qu'en très petite quantité il n'avait plus qu'à se contracter sur un volume de sang inférieur, ou tout au plus égal (dans le cas de légère insuffisance) à celui qu'il recevait normalement.

Quand il y a hypertrophie très prononcée ce ventricule peut augmenter de longueur en même temps que de largeur, et former la pointe du cœur en se projetant au delà du ventricule gauche ; il peut présenter tous les degrés de dilatation et d'hypertrophie possibles. On voit ses parois atteindre et dépasser 0,08 d'épaisseur à la base ; l'hypertrophie siège fréquemment aussi sur la cloison interventriculaire.

Tantôt au lieu d'une augmentation d'épaisseur les

parois sont minces, leur tissu mou, pâle et flasque ; elles se sont simplement laissé dilater (obs. XIII et XXVI) ; parfois c'est au niveau de l'infundibulum de l'artère pulmonaire que siègent l'hypertrophie et la dilatation.

Ces changements d'épaisseur ne se font pas sans une altération de la fibre musculaire ; nous avons signalé en passant la surcharge graisseuse, les myocardites scléreuses et graisseuses.

Parfois l'endocarde est malade autre part que sur les valvules ; il peut être épaissi, présenter un aspect nacré, dépoli.

On voit par ce qui précède quels changements le cœur peut présenter dans son ensemble, suivant que l'oreillette droite seule ou cette oreillette et le ventricule correspondant sont agrandis. Dans les cas de Gairdner et de Garel comme dans une de nos observations personnelles (CXVII) le cœur paraissait normal à première vue ; son aspect n'est pas noté dans les autres cas de rétrécissement tricuspidien isolé.

Pour le poids, nous ne pouvons rien affirmer, étant donné le peu de fréquence du rétrécissement limité à la tricuspide.

N'oublions pas de signaler la persistance du trou de Botal qui existe dans certaines observations ; voici ce qui nous en paraît être la cause : c'est que par suite d'une endocardite tricuspidienne survenue dans le très jeune âge, l'élévation de pression dans l'oreillette droite empêche le trou de Botal de se fermer complètement quand il n'a pas encore fini de s'oblitérer ; anomalie qui ne fait que s'accroître par l'hypertrophie de l'oreillette.

Pour terminer ce qui a trait à l'anatomie pathologique du rétrécissement tricuspidien, il nous reste à montrer la prédisposition, l'appel pouvons-nous dire, que crée à des lésions ultérieures l'endocardite de l'orifice : notre observation CXVII nous en paraît fournir une preuve excellente.

Voilà une femme qui à l'âge de 18 ans eut une attaque de rhumatisme ; elle en conserve un peu de gêne, un sentiment vague d'oppression et une difficulté à respirer pendant une marche trop rapide ; quelques palpitations se font également sentir de temps en temps ; c'est plus qu'il n'en faut pour montrer qu'à ce moment le cœur était déjà touché. A 20 ans elle fait une fausse couche ; peut-être sa grossesse a-t-elle exercé une nouvelle influence morbide sur le cœur, ainsi que les suites de l'avortement.

Deux ans après, nouvelle grossesse qui se prolonge jusqu'au 8e mois. Alors sous l'influence de l'état puerpéral, la malade est prise d'accidents du côté du cœur ; une fièvre très marquée et continuelle apparaît, accompagnée de frisson, d'albuminurie sans qu'il y ait de phénomènes abdominaux suffisants pour expliquer ces symptômes ; elle meurt avec tous les signes d'une maladie infectieuse, diarrhée, collapsus, etc. A l'autopsie on trouve le cœur gauche intact, et pas d'autre lésion qu'un rétrécissement de l'orifice auriculo-ventriculaire droit, dont le début remontait évidemment à l'époque d'apparition des manifestations cardiaques, et qui était accompagnée d'une endocardite ulcéreuse.

Il existe des cas nombreux d'endocardite ulcéreuse limitée à la tricuspide ; citons-en quelques cas en passant : en 1861 MM. Charcot et Vulpian (1) l'observent avec état typhoïde et abcès dans les deux poumons ; Rondot (2), au cours d'un ictère chronique. Citons encore Schaw (3), Hadden (4), et tout récemment M. Malvoz (5) qui a vu les ulcérations de tricuspide être consécutives à une thrombose suppurée de la veine axillaire droite. Ce dernier auteur, à l'examen histologique, a découvert de nombreux microbes dans les parties thrombosées comme au niveau de la valvule malade.

Nous avons pu égalemement chez notre malade constater les preuves de l'infection microbienne ; les valves de la tricuspide contenaient des chapelets nombreux de streptocoques, dont on pouvait également constater la présence dans les vaisseaux de l'utérus. C'est le contenu de ces foyers qui a été transporté par le sang jusque dans le cœur droit ; là existait un point dont l'endocarde était malade déjà depuis plusieurs années : c'est par là que s'est faite la pénétration des micro-organismes dans l'endocarde.

Ed. Klebs (6) à propos d'une endocardite septique de la mitrale, consécutive à un plegmon du bras, a constaté qu'il y avait sur une des valves une excroissance verruqueuse, résultant d'un ancien processus endocardi-

(1) CHARCOT et VULPIAN. *Mémoires de la Soc. de biologie*, 1861.
(2) RONDOT. *Journ. de méd. de Bordeaux*, 1883.
(3) SCHAW. *Bristol Med. Chir. Journ.*, 1883.
(4) HADDEN. *London Path. Soc. Transact.*, vol. XXXVII, 1886.
(5) MALVOZ. *Revue de méd.*, mai 1888.
(6) ED. KLEBS. *Allgemeine Pathologie*, t. I, p. 298, Iéna, 1887.

tique ; c'est à cet endroit que s'est fait le premier dépôt des micro-organismes. Contrairement à Köster, qui a soutenu que l'affection septique des valvules est toujours due à une thrombose primitive de cocci dans leurs vaisseaux, Klebs prétend que le début se fait par un simple dépôt de microbes sur la surface libre des valvules, et cela juste au point de contact des valves lors de la fermeture ; à ce moment il se produit dans les cellules endothéliales molles un enfoncement des cocci circulant dans la masse sanguine, enfoncement encore favorisé s'il existe des petites lésions antérieures en date.

Il n'entre pas dans notre dessein de faire ici l'histoire de l'endocardite ulcéreuse ; si nous en avons parlé, c'est pour montrer la prédisposition (déjà indiquée par Klebs et par d'autres), que peut créer, au niveau de la tricuspide aussi bien que de la mitrale, l'existence d'une endocardite ancienne. C'est ainsi que chez notre malade de l'observation CXVII, la valvule tricuspide a été. touchée à 18 ans pendant un rhumatisme ; quatre ans après les bactéries, qui ont envahi la circulation à la faveur de la puerpéralité, ont trouvé là une lésion qui favorisait leur dépôt et leur pénétration dans les tissus (1).

(1) Des deux planches placées à la fin de ce travail, la première représente la coupe d'une des. valves de la tricuspide chez cette malade ; dans l'utérus nous avions également trouvé des streptocoques dans les veines et dans les lymphatiques ; malheureusement cette coupe, s'étant passablement décolorée avant l'exécution du dessin, n'offrait plus assez de netteté pour garantir une reproduction fidèle. Grâce à l'obligeance de notre collègue et ami F. Widal, nous avons pu reproduire dans la planche II une coupe de l'utérus, chez une puerpérale, où les micro-organismes offrent le même aspect que chez notre malade de l'observation CXVII.

CHAPITRE VI

Symptômes.

Les symptômes du rétrécissement tricuspidien sont généralement très difficiles à démêler d'avec ceux que peuvent causer des lésions simultanées siégeant aux autres orifices du cœur ; aussi avons-nous pris comme types celles de nos observations où l'orifice auriculo-ventriculaire droit était seul rétréci ; nous pensons avoir évité ainsi toute cause d'erreur.

Cependant cela ne nous empêchera pas de signaler que ces symptômes existent également chez des porteurs de rétrécissements multiples ; leur présence dans le cas de rétrécissement tricuspidien isolé, leur absence quand l'orifice présente son diamètre normal suffisent pour montrer que c'est bien le cœur droit qui est en cause.

On constate tout d'abord les signes d'un grand obstacle à la circulation qui se traduisent ordinairement longtemps, et même souvent plusieurs années à l'avance par une sensation de suffocation

Quand, comme dans l'observation XVIII (Gairdner), l'orifice vient à être rétréci par une tumeur, ces phénomènes prémonitoires et précoces peuvent manquer, et le malade peut conserver jusque dans les derniers temps de l'existence son activité, même sans pâleur, ni œdème.

Parfois pendant les premiers temps les symptômes peuvent reproduire ceux de la lésion mitrale (1), c'est de la dyspnée pour monter, impossibilité ou tout au moins grande gêne pour accomplir des travaux tant soit peu pénibles, des palpitations.

Il faut noter toutefois qu'il existe une différence, suite des fonctions différentes du cœur droit et du cœur gauche; quelques lignes de physiologie pathologique suffiront à le faire comprendre.

L'orifice auriculo-ventriculaire droit étant rétréci, il en résulte, en amont comme en aval de la lésion, des troubles anatomiques que nous connaissons; voyons maintenant les vices que ceux-ci entraînent dans la circulation.

Le sang s'accumule dans l'oreillette qui s'hypertrophie bien d'abord, il est vrai, pour lutter contre cette masse de sang exagérée, maintient les choses en état et compense la lésion tant que sa contractilité reste normale: mais elle finit par se laisser distendre, ne plus vaincre l'obstacle que dans une proportion de plus en plus faible, devenant complètement nulle quand la dilatation auriculaire est parvenue au maximum.

La stase veineuse survient alors ; l'augmentation de la pression jointe à la dilatation de l'oreillette la propage dans les veines caves, dans l'inférieure comme dans la supérieure.

Quand la veine cave inférieure est engorgée, tous les

___

(1) C. PAUL. *Maladies du cœur*, p. 362, 2ᵉ éd.

appareils dont les veines s'y abouchent en font autant.

C'est alors que le malade présente fréquemment de l'ictère, qui se traduit souvent par une simple teinte jaunâtre des yeux, mais parfois est plus marqué. Le foie est sensible spontanément et à la pression ; la percussion décèle son augmentation de volume fréquente et qu'il dépasse le rebord costal. Enfin le retentissement sur le système porte produit souvent de l'ascite.

L'œdème est une complication ordinaire ; d'abord localisé aux membres inférieurs, débutant par les malléoles comme tous les œdèmes cardiaques, il se généralise de plus en plus. On l'a vu s'accompagner de purpura ; Leclerc (obs. CVII), par exemple, en a observé des taches très larges sur l'abdomen, plus fines au thorax et aux membres, accompagnant une suffusion sanguine du scrotum. Récemment Dyce [Duckworth (obs. CVIII) présenta à la Société clinique de Londres (1) l'observation d'une femme portant un rétrécissement tricuspidien associé à un rétrécissement mitral et qui avait eu du purpura ; le Dr Broadbent exprima à ce sujet l'opinion que le purpura était dû au rétrécissement de la tricuspide ; suivant cet auteur le rétrécissement mitral, quel que soit son degré de coarctation, ne pourrait être l'origine de ces hémorrhagies cutanées.

Dans les portions de l'arbre circulatoire situées en aval du point rétréci les troubles ne sont pas moins prononcés ; en effet, le sang arrivant en moindre quantité dans le ventricule, celui-ci tend à s'atrophier

(1) *London Clin. Soc.*, 27 janvier 1888.

comme nous en avons vu des exemples, lorsque le rétrécissement est pur. Quand, comme cela est fréquent, il existe en même temps que du rétrécissement un certain degré d'insuffisance, l'atrophie ventriculaire peut être remplacée par de l'hypertrophie et de la dilatation ; ces altérations peuvent être cependant modifiées quand le rétrécissement est très étroit et bien entendu suivant la nature des lésions, qui peuvent exister au niveau de l'orifice pulmonaire.

En somme, l'afflux sanguin étant moindre dans le ventricule, celui-ci n'enverra à chaque contraction qu'une quantité insuffisante de sang dans l'artère pulmonaire et ses branches ; par suite de leur état insuffisant de plénitude ces vaisseaux ne peuvent transmettre aux veines pulmonaires qu'un sang trop peu abondant. Le cœur gauche lui-même présente souvent un orifice auriculo-ventriculaire rétréci au même degré, et parfois plus encore que le droit.

On comprend combien par suite de ces différentes circonstances la pression artérielle devra être abaissée, tandis que la pression se fait de plus en plus forte dans tout le système veineux.

Nous avons déjà énuméré les symptômes que la stase sanguine peut produire du côté de la grande circulation ; c'est en effet de ce côté qu'elle se fait d'abord sentir ; les lésions de la petite circulation ne se produisent qu'après ou en même temps au lieu de se manifester en première ligne comme cela se passe pour le cœur gauche. On comprend que pour le rétrécissement tricuspidien l'asystolie se produit plus tôt, une fois l'oreillette vaincue et c'est bientôt fait; en somme on se trouve en présence d'une asystolie reconnaissant pour cause un processus pathologique qui arrive au début de la maladie, au lieu de n'en constituer que le phénomène final comme dans la sténose mitrale.

La dyspnée, qui résulte des troubles de l'hématose, s'accompagne d'un sentiment de vive anxiété et ajoute aux effets de la stase du sang dans les veines et à l'insuffisance de l'irrigation artérielle.

Alors paraît un des caractères ordinaires du rétrécissement tricuspidien, nous voulons parler des changements de coloration des téguments. Parfois le malade est pâle, mais beaucoup plus souvent il est d'une lividité allant jusqu'à la cyanose, non seulement au niveau des lèvres et de la face, mais fréquemment sur tout le corps. La température périphérique s'abaisse en même temps très considérablement, principalement dans les extrémités.

En un mot le malade présente l'aspect que nous avons déjà signalé au chapitre du rétrécissement congénital (voyez page 22).

Suivant M. Duroziez, cet état grave pourrait être atténué dans les cas où il existe une insuffisance aortique. Il peut manquer parfois sans raison particulière; c'est ainsi que Percy Kidd (1) après avoir été plusieurs fois témoin de cyanose, a pu constater son absence, malgré l'existence vérifiée à l'autopsie d'un rétrécissement de la tricuspide surajouté à une lésion semblable de la mitrale.

(1) *Lond. Clinic. Soc.*, 27 janv. 1888

L.

L'inspection apprend peu de chose. Si M. Duroziez (1) a noté à droite au deuxième temps un soubresaut sem-blable à celui observé dans le rétrécissement mitral, ce signe paraît bien rare, puisque les auteurs qui se sont occupés de la question ne le mentionnent pas, ou bien comme Hope (2) spécifient ne pas l'avoir rencontré. La plupart disent qu'il n'y a rien de particulier à l'inspection.

La *palpation* paraît fournir des signes un peu plus complets. Quoique Hope et M. C. Paul affirment la non existence de frémissement cataire, se fondant pour cela sur le peu d'énergie de l'oreillette, il est plusieurs auteurs qui disent l'avoir rencontré. Nous citerons parmi eux B. Fenwick qui, chez un malade, constate, au niveau de l'appendice xiphoïde et au-dessus, sur un espace d'envi-ron 3 pouces carrés, un frémissement (thrill) présystoli-que. Sur cet espace on entendait un souffle rude, distinct, présystolique parfois suivi d'un souffle systolique doux.

Ces signes venaient corroborer l'attribution du fré-missement au rétrécissement tricuspidien constaté à l'autopsie.

Dyce Duckworth (obs. CVIII), outre les signes ordi-naires d'un rétrécissement mitral perceptibles à leur siège habituel, constate un deuxième foyer de frémissement présystolique à la hauteur du ventricule droit.

Torres Homem (obs. CII), dans un cas de rétrécisse-ment isolé de la tricuspide, constata l'existence de ce fré-missement.

Pourquoi, quand l'oreillette droite augmente de volume

(1) *Gaz. des hôpit.*, 1868.
(2) *Diseases of the heart*, p. 363.

au point de se rapprocher du volume de sa congénère du côté gauche dans le rétrécissement mitral, ne pourrait-elle produire des symptômes analogues à ceux de cette dernière?

Enfin, lorsque comme dans le cas de Garel (observation LXVIII) le rétrécissement est dû à une tumeur valvulaire, on peut constater à la main un symptôme signalé par Laënnec et que Choisy, qui avait eu l'occasion de le constater lui-même, considérait comme pathognomonique. « L'impulsion cardiaque donnait lieu dans certains cas à la sensation d'un ressort bandé qui se distendrait soudain. » On suppose que la tumeur, poussée contre la valvule tricuspide par la contraction auriculaire, franchissait l'orifice et produisait ainsi une vraie détente en faisant communiquer brusquement les deux cavités du cœur droit.

La *percussion* montre que la matité précordiale est augmentée. Dans la plupart des cas son extension exagérée au delà du sternum est notée et coïncide fréquemment avec une ampliation des points de perception des battements épigastriques augmentés d'intensité. Malheureusement ces signes qui font exceptionnellement défaut, ne suffisent pas pour indiquer la nature de la lésion. On a signalé l'abaissement de l'angle hépatique du cœur; la pointe ne serait pas abaissée; le bord inférieur moins oblique que normalement peut devenir horizontal si l'angle hépatique s'abaisse assez pour cela.

Au point de vue de l'*auscultation* le rétrécissement tricuspidien présente des difficultés particulières, si bien que pendant longtemps on a nié qu'il pût posséder des caractères propres permettant à l'oreille d'y localiser le siège de la lésion.

Nous citerons à ce sujet l'opinion des principaux auteurs dont les travaux remontent à une date relativement peu éloignée, car ainsi qu'on peut le voir par les observations rassemblées par nous, il n'y a pas bien des années que les premiers diagnostics reconnus exacts à l'autopsie ont été publiés.

Hope (1) faisait du souffle du rétrécissement tricuspidien une rareté, mais il est vrai que cet auteur admet également comme très rare le souffle du rétrécissement mitral, lequel malgré certaines difficultés est aujourd'hui plus fréquemment reconnu qu'autrefois.

Walshe (2) émet l'hypothèse, qu'un souffle diastolique net au niveau de l'appendice xiphoïde, très faible à la pointe du cœur, et nul à la base, indiquerait probablement une sténose de la tricuspide, mais, ajoute Walshe, « I know nothing of the murmur by experience ».

MM. Barth et Roger disent que le murmure diastolique ou présystolique au niveau du cœur droit n'a jamais été constaté.

Sieveking (3) est d'avis qu'un souffle de rétrécissement tricuspidien, souvent annoncé dans les livres comme une possibilité théorique, ne semble pas jamais avoir été rencontré.

---

(1) HOPE. *Loc. cit.*, p. 74.

(2) WALSHE. *Practical treatise on the diseases of the lungs and heart*, 1851, p. 227.

(3) SIEVEKING. *British Med. Journ.*, p. 62, 21 janvier 1871.

MM. Potain et Rendu (1) émettent la même opinion que MM. Barth et Roger.

Plus récemment M. C. Paul (2) s'est rangé encore de cet avis.

On voit, étant donnée l'opinion de maîtres si compétents en matière d'auscultation, que le symptôme qui nous occupe doit être bien rare ; mais en France comme à l'étranger d'autres auteurs ont annoncé qu'il n'était pas toujours absent, et nous pouvons en nommer plusieurs qui sont de ce dernier avis.

Bamberger et Friedreich (3) signalent déjà la possibilité de son existence à l'extrémité inférieure du sternum, et, dit le premier, environ à la hauteur de l'insertion du cinquième cartilage costal.

Dans les cas de sténose combinée à celle des autres orifices on le trouve souvent signalé, indépendamment des autres bruits morbides siégeant à d'autres foyers.

Stokes, Haldane, Duroziez entendent un souffle présystolique au bas du sternum en même temps qu'un à la mitrale. Hayden (à deux reprises), Sieveking, Talpade, Charteris, B. Fenwick, Leech, Cohn, E. Leudet, Dyce Duckworth, Percy Kidd, Fowler, Broadbent, pour ne citer que ceux-là, ont rencontré une ou deux fois le souffle présystolique au niveau de l'orifice auriculo-ventriculaire droit. Ils ont eu parfois affaire à des rétrécissements limités à la tricuspide, chez lesquels le souffle entendu n'a donc pu être produit au niveau d'un autre orifice du cœur.

(1) POTAIN et RENDU. *Dict. encyclopéd.*, art. Cœur.
(2) C. PAUL. *Loc. cit.*
(3) FRIEDREICH. *Loc. cit.*

Il siège au niveau du sternum, dans quelques cas à droite du cartilage xiphoïde, à l'union des 5e et 6e cartilages costaux de ce côté, mais dans la majorité c'est tout près du bord gauche de l'appendice xiphoïde se propageant peu en dehors de ce point. On a prétendu qu'il pouvait s'étendre à plus d'un pouce en dehors de la ligne médio-sternale, avoir même son point central au niveau du 6e cartilage costal.

Krönig (1) émet l'opinion que le rétrécissement, étant lié le plus souvent à une insuffisance, est caractérisé par un souffle présystolique doux, murmurant ; cela est vrai parfois, mais il n'en est pas ainsi dans toutes les circonstances. On a vu le bruit révélateur du rétrécissement tricuspidien prendre les caractères d'un souffle au deuxième temps se rapprochant d'un roulement par son timbre, et même être dans des cas un roulement très accentué (2).

Fenwick (obs. XCIV), Torres Homem (obs. CII) l'ont entendu ayant un caractère de rudesse ; M. A. Chauffard a remarqué également à ce niveau un bruit superficiel, remarquable par son âpreté, malheureusement dans l'observation le rapport avec le choc du cœur et avec les pulsations cardiaques n'a pas été recherché.

Ces différences de timbre peuvent tenir à l'état de l'orifice ; s'il est lisse, quelle que soit sa petitesse, le souffle peut manquer, étant trop peu intense pour être perçu par l'auscultateur.

Si les bords sont rudes, durs, si le sang franchit rapi-

(1) Krönig. Diag. Beitrag zur Herzen u. Lungen Path., *Berliner klin. Woch.*, 29 déc. 1887, p. 961.

(2) Duroziez. *Union méd.*, 1882 (obs. de la femme Meunier).

dement l'orifice, le bruit morbide est intense. Entre ces deux alternatives, il en existe d'intermédiaires, comme par exemple un souffle *doux, un peu prolongé*; c'est en somme ce qui paraît être le cas le plus ordinaire.

Ces différences de timbre que nous venons de signaler peuvent tenir aussi à la force de propulsion de l'oreillette. Widman (1) a constaté l'absence de souffle qui peut exister dans les vieux rétrécissements et l'explique par ce qu'à la longue les fibres musculaires dégénèrent, deviennent scléreuses ou graisseuses ; la force du cœur et celle du courant sanguin faiblissent encore, diminuées par la tension qui existe dans le système veineux. Dans ces conditions, le passage du sang n'a plus la force suffisante pour faire vibrer les bords de l'orifice.

Après avoir examiné le cœur, si l'on procède à des investigations sur le trajet des vaisseaux et en parti ulier du côté des veines jugulaires, on peut se trouver en présence de phénomènes particuliers et très intéressants.

Kreysig (2), il y a longtemps déjà, prétendait que les pulsations des veines du cou et le pouls hépatique survenaient surtout avec le rétrécissement tricuspidien ; c'était s'avancer loin et confondre beaucoup de choses.

La plupart des auteurs qui ont écrit sur la pathologie du cœur ont également signalé les phénomènes que la sténose auriculo-ventriculaire droite amenait dans le

---

(1) WIDMAN. 48 *Sammlung der Naturforscher u. Aerzte in Graz.*, 1875.

(2) In ROSENSTEIN. Krankheiten des Endocardiums, *Ziemssen's Handbuch der special. Path. u. Therapie*, t. VI, p. 139, 1876.

système veineux, c'est ainsi que Forget (1) dit que le rétrécissement de la tricuspide réduit l'action du cœur à la dilatation de l'oreillette droite avec ses conséquences, c'est-à-dire le reflux du sang dans les veines jugulaires s'effectuant pendant la diastole ventriculaire.

MM. Barth et Roger (2) disent que si le reflux dans la jugulaire précède immédiatement le pouls carotidien, il annonce un rétrécissement de l'orifice auriculo-ventriculaire droit ordinairement accompagné d'hypertrophie de l'oreillette ; quand le pouls veineux est double à chaque révolution cardiaque, il y a existence simultanée d'un rétrécissement et d'une insuffisance de la tricuspide.

Pour MM. Potain et Rendu le pouls veineux présystolique serait le seul indice rationnel pouvant mettre sur la voie du diagnostic.

On comprend sans qu'il soit besoin d'y insister longuement, ce qui produit ce phénomène ; l'oreillette étant trop pleine de sang par suite de la sténose, a sa systole encore accrue d'énergie quand ses parois sont hypertrophiées ; une partie de son contenu reflue dans la jugulaire, d'où les battements.

Ce symptôme important a été plusieurs fois constaté ; M. Duroziez (obs. LVI) a vu les battements des veines du cou très accentués, le choc veineux précédant très nettement le choc carotidien.

Garel (obs. LXVIII) l'a trouvé des plus nets, aussi ne pouvons-nous résister à l'envie, vu l'évidence, et la rareté

---

(1) FORGET. *Précis théorique et pratique des malad. du cœur, des vaisseaux et du sang.* Strasbourg et Paris, 1851, p. 177.

(2) BARTH et ROGER. *Loc, cit.*, 10ᵉ édit., p. 121.

du fait, de donner ici la reproduction du tracé pris par cet auteur :

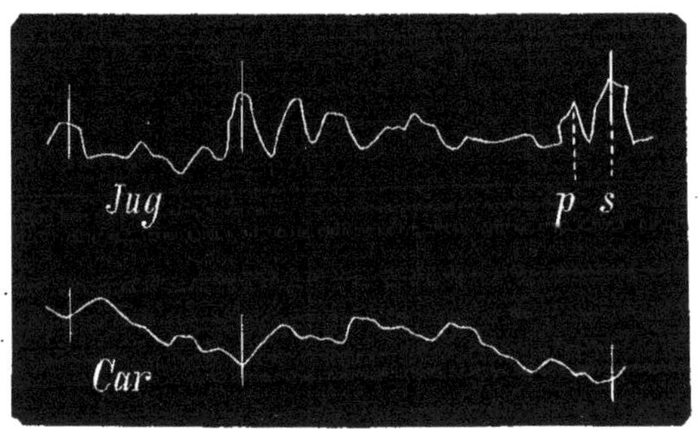

P. Premier battement, présystolique, dû au rétrécissement tricuspidien et à l'hypertrophie consécutive de l'oreillette.
S. Deuxième battement, systolique, indiquant une insuffisance tricuspidienn.

Malheureusement le pouls veineux est loin d'être la règle, c'est même, on peut dire une exception ; mais même en son absence, l'inspection des veines jugulaires n'est pas sans fournir quelques indices précieux.

Ces vaisseaux sont généralement gonflés, distendus, parfois immobiles, le plus souvent cependant animés d'un léger mouvement à chaque rythme.

Parfois on les a trouvés des deux côtés ondulants (Gairdner, obs. XVIII).

M. A. Chauffard (obs. CI) dit, que c'est un singulier contraste au milieu d'uue stase et d'une obstruction veineuse généralisées de constater que le pouls jugulaire fait défaut, et que le doigt peut refouler le sang sans pulsation du bulbe des jugulaires, sans oscillations ascendantes présystoliques, ni systoliques.

Le pouls veineux systolique a été observé chez des

malades porteurs d'un rétrécissement tricuspidien ; cela surtout quand l'orifice est encore d'assez grande dimension, quand sa sténose est causée par la présence d'une tumeur qui en diminue le calibre, tout en empêchant l'accolement des valves ; bref, il signifie simplement que le rétrécissement tricuspidien est compliqué d'insuffisance. Nous n'avons par conséquent pas à nous en occuper.

Quant au pouls artériel il présente trop peu de constance dans ses caractères pour qu'on puisse lui attribuer quelque valeur ; même dans les cas de rétrécissement isolé il est absolument variable ; dans de pareilles circonstances Duroziez (XXXII) l'a trouvé régulier, assez égal ; Garel non dicrote et assez ample, tandis que Torres Homem au contraire a constaté sa petitesse.

CHAPITRE VII

Diagnostic.

Est-il possible de faire le diagnostic de rétrécissement de la tricuspide?

Le fait a été nié par la plupart des auteurs.

Stokes dit que cette variété de lésion, comme les autres maladies du cœur droit, est si rare que dans la pratique on peut n'en tenir aucun compte, et que leur diagnostic est impossible à établir sûrement.

Rosenstein (1) : le diagnostic est purement théorique car tout bruit peut manquer et son absence n'indique rien contre la présence de la lésion.

Woillez (2) de son côté déplore d'être forcé, dans l'état actuel de la science, de reconnaître qu'il n'a été constaté aucun signe qui puisse permettre de faire le diagnostic par la percussion ou par l'auscultation.

L'opinion de ces trois auteurs, nous l'empruntons pour ainsi dire au hasard, parmi bien d'autres identiques et presque conçues dans les mêmes termes.

Cependant à cette question : le diagnostic du rétrécis-

(1) ROSENSTEIN. *Loc. cit.*

(2) WOILLEZ. *Traité. théoriq. et cliniq. de percussion et d'auscultation*, 1879, p. 703.

sement tricuspidien est-il possible pendant la vie ? On peut répondre oui. En effet, sur CXVII observations que nous avons pu trouver, il en est six où le diagnostic a été fait pendant la vie.

Ce sont pour les rétrécissements isolés de la tricuspide, celles de Gairdner (XVIII), Garel (LXVIII), Torres Homem (CII) ; pour le rétrécissement allié à d'autres lésions d'orifice, les observations XXX (Duroziez), L (Hayden), XCIV (Fenwick). Ce sont du moins là les observations dont les auteurs ont pris la peine de mentionner que le diagnostic avait été établi pendant la vie et vérifié à l'autopsie ; il en est peut-être d'autres où le diagnostic a été fait, mais où la chose n'a pas été notée dans l'observation. Percy Kidd (1), a dit avoir pu faire lui aussi le diagnostic de la lésion.

Nous avouerons qu'il faut pour cela des signes nombreux, un assemblage de symptômes, qui ne se trouve que bien rarement réuni chez un même malade ; le plus souvent le diagnostic a été fait par des praticiens rompus, pour ainsi dire, à l'étude des lésions cardiaques, et surtout ayant pu voir des cas analogues à ceux qui se présentaient de nouveau à eux ; comme par exemple M. Duroziez et Hayden.

Une exception doit être faite pour le rétrécissement n'existant qu'à la tricuspide, circonstance qui facilite beaucoup le diagnostic, surtout quand il est accompagné de tous ses signes pathognomoniques.

Tout cela suffit pour montrer que le diagnostic est

---

(1) PERCY KIDD. *London clin. Soc.*, 27 janv. 1888.

possible, bien qu'il soit entouré de difficultés ; ajoutons à cela la rareté relative de la lésion, le peu d'importance qui lui est généralement attribué, et qui fait qu'on oublie le plus souvent de rechercher son existence et de signaler son absence.

Tantôt le rétrécissement peut se produire d'une façon aiguë pendant les derniers temps de l'existence, comme l'a signalé Duroziez (1) (obs. XXXI), et on peut omettre d'en relever les signes révélateurs.

Tantôt et c'est là le gros obstacle, le rétrécissement de la tricuspide est masqué par les affections cardiaques dont l'existence simultanée est la règle.

Tantôt enfin les signes sont trop peu prononcés pour qu'on puisse les diagnostiquer nettement. Malgré tout cela, il est juste de se rallier à l'opinion depuis longtemps exprimée par Hope, Hayden, Gairdner et Duroziez, ne pas dire que le diagnostic de l'affection est impossible, bien plus dire qu'il est possible, avec les restrictions que nous venons de faire naturellement.

C'est l'ensemble des signes et non un seul qui peut permettre d'affirmer le rétrécissement tricuspidien.

Ce que nous avons dit des symptômes au chapitre précédent nous dispensera de revenir longuement sur les différents phénomènes.

Comme symptômes généraux, on a, quand la lésion ne se trahit pas par des bruits, la cyanose du visage, des lèvres et des extrémités accompagnée de refroidissement ; une hydropisie très accentuée avec des jugulaires dila-

(1) Duroziez. Du rétrécissement très étroit de la tricuspide. *Union méd.*, 1883.

tées et peu pulsatiles. Voilà des signes qui déjà plaide-
raient en faveur de son existence (1).

L'inspection nous donne parfois le soubresaut au
deuxième temps comme dans le rétrécissement mitral
(Duroziez).

La main peut percevoir un thrill localisé à la zone
de la tricuspide (Fenwick, Dyce Duckworth, Torres
Homem); dans le cas d'obstruction par une tumeur la
sensation de ressort bandé qui se détend retrouvée par
Garel après avoir été constatée par Laënnec et Choisy
dans des lésions analogues de la mitrale.

La délimitation du cœur à la percussion montrera dans
certains cas une extension de sa matité, plus développée
qu'elle ne l'est habituellement, au delà du bord droit du
sternum, et un abaissement de l'angle hépatique.

En somme, ce que l'on peut entendre à l'auscultation,
c'est le souffle présystolique, qui est bien le souffle propre
du rétrécissement de la tricuspide ; il manque malheureusement souvent ; nous verrons au diagnostic différentiel
avec quoi on peut le confondre.

Son maximum peut être limité le plus souvent tout
près du bord gauche de l'appendice xiphoïde ; parfois plus
près encore du centre, à gauche de la ligne médio-sternale;
il est rare que sa plus grande intensité soit entendue
plus loin, à droite ou à gauche, que ces deux points.

Murmurant, doux le plus souvent, il peut être rude,
et même dans certains cas prendre les caractères d'un
roulement présystolique bien accentué.

(1) W. H. BROADBENT. *American Journ. of med. sc.*, janv. 1887.

Le pouls radial, avons-nous vu, ne fournit pas de signes pathognomoniques étant donnée sa grande variabilité ; du reste en général, les caractères des pulsations artérielles sont beaucoup plus profondément modifiés dans les maladies du cœur gauche, que dans celles du cœur droit.

Quant au pouls veineux présystolique, il constitue un très bon signe ; nous avons plus haut insisté sur ce symptôme pour montrer que son existence possible au cours du rétrécissement tricuspidien est bien établie : on ne peut dire, cependant, qu'il en soit un résultat naturel. Ce qu'il indique en effet, c'est seulement l'hypertrophie de l'oreillette droite, et ce qui le cause c'est l'énergie des contractions des parois de cette cavité.

De plus, il manque très souvent, même avec une sténose très étroite.

On l'a rencontré également dans des rétrécissements et des insuffisances de la mitrale, dans des affections du cœur d'origine rénale sans lésion d'orifice, mais où l'oreillette droite était augmentée de volume (Potain et Rendu).

Plus souvent on a noté la distension et le gonflement des jugulaires sans pouls veineux ; quelquefois elles sont ondulantes ou animées d'un léger mouvement à chaque rythme, mais comme tous les précédents ce signe isolé n'a pas de valeur.

On pourrait arriver à faire le diagnostic du degré de coarctation d'après le timbre du souffle présystolique. Doux, quand le rétrécissement est peu prononcé, on le voit dans le cas contraire, quand par exemple l'orifice n'admet plus que le petit doigt ou le bout d'un doigt par exemple, prendre un timbre très nettement rude; il faudrait même (Duroziez), que l'orifice ait moins d'un doigt pour qu'on n'entende plus que le bruit du rétrécissement qui devient alors assez intense pour masquer celui de l'insuffisance de la tricuspide.

Néanmoins on peut voir, même avec des sténoses n'admettant qu'un doigt, le souffle présystolique, non seulement manquer d'intensité, mais encore faire totalement défaut. Cela pourrait, il nous semble, tenir aux causes suivantes :

1° L'oreillette est trop peu hypertrophiée pour pousser violemment le sang à travers l'orifice ainsi rétracté;

2° L'oreillette s'est laissé dilater et a perdu sa force;

3° La tension est trop grande dans la petite circulation, par suite dans le ventricule droit, lorsqu'il y a un rétrécissement mitral par exemple, pour que le sang puisse passer rapidement et en quantité suffisante pour faire retentir les bords de l'orifice.

La complication d'une lésion plus ou moins avancée d'un ou de plusieurs autres orifices valvulaires constitue le plus gros obstacle à la distinction des maladies du cœur droit d'avec celles du gauche principalement. En effet, par leur intensité, les autres bruits morbides peuvent masquer le souffle présystolique tricuspidien généralement moins intense; de plus ils contribuent à détourner l'attention du clinicien et à lui faire négliger l'examen de l'orifice auriculo-ventriculaire droit.

Les bruits aortiques et pulmonaires ayant leur siège à la base, loin de la zone d'auscultation de l'orifice auriculo-ventriculaire droit, paraissent au premier abord ne pas pouvoir entrer en ligne de compte comme possibilité d'une cause d'erreur ; cependant M. Duroziez dit que les signes généraux de l'insuffisance aortique étant atténués par le rétrécissement tricuspidien et mitral, on peut croire au rétrécissement de la tricuspide si on entend un bruit sibilant diastolique le long du sternum. Il est donc démontré que ces différentes lésions peuvent se masquer et exercer les unes sur les autres une influence réciproque.

L'anévrysme de l'aorte peut donner de la matité sous-sternale et au niveau des cartilages costaux droits ; il comprime aussi la veine cave supérieure, mais se diagnostique par ses autres signes.

Le plus fréquemment le bruit du rétrécissement de la tricuspide est masqué ou pris pour un bruit se passant au niveau de la valvule mitrale ; on peut dire que ce dernier orifice joue vis-à-vis de son congénère du côté droit le même rôle que l'orifice aortique vis-à-vis de l'orifice pulmonaire, et cela d'une façon encore plus tranchée.

Le rapport de fréquence entre les lésions tricuspidiennes et mitrales est tel, que dans la pratique on suit le conseil de MM. Barth et Roger (1), et que, si la localisation du côté affecté est impossible, on conclut en s'appuyant sur les données de la clinique, et en effet avec de grandes chances de tomber juste, que l'altération a son siège à gauche.

On s'assurera aussi, au moyen de la percussion et de l'auscultation, que le cœur n'est pas déplacé et que l'ori-

____

(1) *Loc. cit.*, p. 423.

L.   6

fice gauche n'a pas pris la situation du droit ; chose qui peut arriver par exemple dans le cas d'épanchement intra-pleural abondant ; dans ce cas les signes classiques de l'épanchement feront tout d'abord naître dans l'esprit de l'observateur l'idée qu'il n'y a qu'une simple modification des rapports des orifices avec la paroi, il s'en contentera ordinairement et ne songera pas à l'hypothèse d'une lésion tricuspidienne.

Le but du diagnostic doit surtout être de délimiter les points où l'intensité du souffle mitral laisse entendre celui de la tricuspide et inversement. On a dit que le bruit du rétrécissement mitral se diffusait trop pour affirmer, que le bruit révélateur d'un rétrécissement quoique entendu au foyer de la tricuspide puisse dépendre d'elle plutôt que de la mitrale ; cependant il existe des exemples, où avec beaucoup d'attention on est parvenu à entendre le bruit du rétrécissement mitral diminuer de plus en plus à mesure que l'on se rapproche du sternum ; au contraire, un bruit analogue et synchrone apparaît à partir d'un certain point, et devient de plus en plus fort à mesure que l'on ausculte vers cet os à la droite duquel il s'entend parfois. Ce bruit, qui est ordinairement un souffle et parfois peut prendre le timbre d'un roulement, est généralement moins fort que le souffle du rétrécissement mitral, ce que l'on attribue à la moindre épaisseur et à la faiblesse relative de l'oreillette.

Il se peut que l'examen et la localisation soient facilités parce qu'il existe, entre les deux zones d'auscultation des souffles tricuspidien et mitral, un endroit où l'on n'entend rien, et à droite et à gauche duquel les bruits morbides sont réentendus.

CHAPITRE VIII

Pronostic.

Le pronostic du rétrécissement de la tricuspide est des plus graves; en effet il paraît être de toutes les cardiopathies celle qui hâte le plus la terminaison fatale. C'est exceptionnellement que l'on voit le sujet qui en est porteur atteindre un âge quelque peu avancé.

Suivant Rosenstein, le pronostic serait encore plus défavorable que pour l'insuffisance; pour Broadbent, Duroziez, il forme la plus grande complication du rétrécissement mitral.

On comprend donc l'importance que peut avoir son pronostic au sujet de la durée de survie possible du malade; ce que nous avons dit au chapitre de l'âge (voyez p. 44, chap. IV) nous dispense de revenir sur ce sujet. Disons simplement ici, que le degré du rétrécissement tricuspidien ne semble pas influer beaucoup sur la durée de la vie, à moins qu'il n'atteigne un degré très prononcé de sténose.

En recherchant dans les observations, où l'âge des malades au moment de leur mort est noté en même temps que le degré du rétrécissement, nous trouvons que la mort est survenue :

a) *Quand le rétrécissement avait deux doigts :*

```
1 fois      à           56 ans
4  —    entre   40 et 50 —
4  —      —     30 et 40 —
5  —      —     20 et 30 —
3  —      —     10 et 20 —
   ____
17
```

b) *Quand le rétrécissement n'avait qu'un doigt :*

```
2 fois      à           64 ans
1  —        à           58 ans
2  —    entre   40 et 50 —
8  —      —     30 et 40 —
7  —      —     20 et 30 —
1  —        à           15 —
   ____
21
```

c) *Quand le rétrécissement avait moins d'un doigt :*

```
2 fois entre   40 et 50 ans
5  —      —    30 et 40 —
6  —      —    20 et 30 —
1  —        à          14 —
   ____
14
```

d) *Quand le rétrécissement était dû à une tumeur :*

```
1° Obs.  de Garel       51 ans
2°   —   de Kinglake 21 —
3°   —   de Gairdner 20 —
```

Tout ce que l'on peut dire c'est que la vie semble devoir

être moins longue quand la sténose est extrême, par exemple quand elle est au-dessous d'un doigt; le malade de cette catégorie mort le plus âgé n'avait que 47 ans.

Dans tous les degrés de rétrécissement la terminaison arrive le plus fréquemment entre 20 et 40 ans, âge qui ne paraît rien offrir de particulièrement dû au rétrécissement de la tricuspide.

La présence d'une autre lésion similaire d'orifice, exerce-t-elle une influence sur celle de la tricuspide ? c'est ce qu'il est impossible de dire pour le rétrécissement mitral ; du reste on peut voir, que fréquemment des sujets porteurs de cette double lésion ont atteint des âges relativement avancés :

Sur 15 sujets atteints de *rétrécissement aortique*, un seul est parvenu à 47 ans, trois autres ont dépassé de peu la quarantaine, 10 sont morts entre 20 et 40 ans, le plus jeune n'avait que 15 ans.

Sur 11 cas de rétrécissement tricuspidien *avec insuffisance aortique*, simple ou compliquée, le plus âgé est mort à 58 ans; 3 entre 40 et 50 ans ; 7 entre 20 et 40 ans.

Quatre cas où il y avait un *rétrécissement pulmonaire* compliquant celui de la tricuspide ont atteint 20, 25, 35 et 40 ans.

Tout ce que l'on peut dire, c'est qu'il est bien difficile à un malade porteur d'un rétrécissement tricuspidien de dépasser la cinquantaine et même d'y parvenir ; il a beaucoup de chance de succomber avant 40 ans.

La mort survient le plus souvent par l'asystolie avec son cortège de symptômes habituels.

On a signalé des terminaisons par rupture anévrysmale, par embolie cérébrale, mais on ne peut pas affirmer que ces phénomènes terminaux étaient dus au rétrécissement tricuspidien.

Décrire, comment meurent les rétrécis de l'orifice auriculo-ventriculaire droit, équivaudrait à passer en revue toutes les terminaisons bien connues des cardiopathies. Elles ont été trop bien décrites pour qu'il soit inutile d'y insister, et de plus elles appartiennent aussi aux lésions similaires qui, si fréquemment, compliquent celle de la tricuspide.

CHAPITRE IX

Traitement.

Ce que nous avons dit de la marche fatalement progressive du rétrécissement tricuspidien permet de présumer l'insuffisance des procédés thérapeutiques que l'on pourrait mettre en usage pour le combattre.

Ce sont les médicaments cardiaques ordinaires que l'on emploie ; ceux surtout qui peuvent rendre un peu d'énergie à la fibre musculaire du cœur ; parmi eux la digitale en première ligne pour tâcher de régulariser un peu l'action désordonnée du cœur et combattre l'excès de pression veineuse.

Contre la marche de la lésion, admettant même que celle-ci ne soit pas méconnue, on est absolument désarmé ; il n'existe pas contre elle de traitement spécial. Ceux que l'on emploie s'appliquent aussi bien aux phénomènes dus à la sténose mitrale. Nous ne pouvons guère songer qu'aux palliatifs, ventouses sèches, injections d'éther, etc. ; s'ils peuvent avoir raison des phénomènes douloureux, surtout de la dyspnée intense qui survient chez ces malheureux malades, on a le droit de se montrer satisfait.

CONCLUSIONS

I. — Le rétrécissement tricuspidien se voit plus fréquemment qu'on ne le croit généralement ; cette opinion est en grande partie due à ce qu'on a oublié le plus souvent de vérifier sa présence ou son absence.

II. — Il peut être congénital ou acquis.

III. — *Chez le fœtus* il peut être causé soit par un simple vice de conformation, soit par endocardite ou myocardite.

IV. — Le mode de rétrécissement le plus fréquent avant comme après la naissance est l'adhérence entre les bords valvulaires.

V. — Parmi les complications il faut noter surtout les perforations au niveau des cloisons et le rétrécissement de l'artère pulmonaire.

VI.— Les principaux phénomènes sont de la cyanose, des déformations des ongles, des souffles diastolique ou systolique et d'autres signes nullement pathognomoniques, aussi le diagnostic exact est-il impossible à cette époque.

VII. — La plus grande fréquence relative chez le fœtus du rétrécissement tricuspidien isolé semble due à ce qu'à cette époque le cœur droit travaille beaucoup plus que le gauche.

VIII. — *Après la naissance*, parmi les causes étiologiques, le rhumatisme à tous les degrés (41 fois sur 60) occupe une place prépondérante.

IX. — Comme il a déjà été noté, le porteur du rétrécissement tricuspidien est presque toujours une femme (86 fois sur 108).

X. — La mort survient dans la majorité des cas de 20 à 30 ans.

XI. — Le rétrécissement non congénital peut avoir trois origines, ce sont par ordre de fréquence :
a) L'adhérence et la soudure des valves.
b) La sténose proprement dite de l'orifice.
c) L'obstruction de l'orifice due à des polypes ou à des végétations.

XII. — Presque toujours il y a un rétrécissement concomitant de l'orifice mitral (78 fois sur 114) ou d'un autre orifice du cœur, mais le rétrécissement isolé de la tricuspide qui a été nié existe bien réellement (11 cas sur 114).

XIII. — C'est généralement l'orifice mitral qui l'emporte sur le tricuspide par son degré d'étroitesse.

XIV. — Le rétrécissement tricuspidien par endocardite peut constituer un point d'appel pour des lésions ultérieures, par exemple pour la production d'ulcérations au cours d'états infectieux.

XV. — Les symptômes n'ont rien de fixe ; il est rare qu'ils soient tous réunis chez un même malade.

Les symptômes généraux sont principalement des troubles par augmentation de la pression veineuse (cyanose, ascite, œdème, etc.).

Le purpura constituerait un bon signe en faveur de la localisation du rétrécissement à la tricuspide.

Comme signes physiques on constate de préférence un soubresaut au deuxième temps, un thrill ou frémissement localisé à la zone tricuspidienne, une sensation de ressort bandé subitement distendu (dans le cas d'obstacle par tumeur).

Une extension de la matité à droite du sternum, un souffle présystolique le plus souvent murmurant (manquant fréquemment) à maximum xiphoïdien ou peu s'en faut.

Le pouls veineux des jugulaires fait souvent défaut même avec un rétrécissement très étroit ; il n'indique en somme que l'hypertrophie de l'oreillette droite ; plus souvent les jugulaires sont gonflées sans pouls veineux, quelquefois ondulantes ou avec léger mouvement à chaque rythme.

XVI. — Le diagnostic est possible, car il existe des cas où cette lésion indiquée pendant la vie a été vérifiée à l'autopsie.

Cela s'est vu surtout les rares fois où la tricuspide était seule rétrécie ; ce qui gêne le plus l'observation c'est la coïncidence presque constante d'un rétrécissement d'un ou de plusieurs autres orifices du cœur.

XVII. — Il est impossible de faire le diagnostic d'après un seul signe.

XVIII. — Le pronostic semble être plus grave que dans les autres lésions valvulaires du cœur en ce qui concerne la durée de l'existence.

Le degré de coarctation semble avoir peu de valeur.

XIX. — Le traitement est absolument nul ; il faut se borner à chercher à calmer les phénomènes douloureux de l'asystolie qui se présente avec son cortège de symptômes habituels.

OBSERVATIONS

A. — Rétrécissement tricuspidien d'origine congénitale.

OBSERVATION I

BURNET. *Journ. hebd. de méd.*, 1831 (Th. de René BLACHE, 1869).

Jeune fille de 7 ans, malade depuis 6 mois, toux sèche, palpitations, dyspnée. Pouls petit, fréquent, intermittent. Cyanose générale. Bouffissure légère, ascite, foie volumineux, souffle fort et prolongé à la région cardiaque,

Cœur hypertrophié, principalement le droit et surtout l'oreillette. Le ventricule droit est oblitéré par un rétrécissement concentrique.

Valvule tricuspide épaissie, cartilagineuse, ouverture ovalaire de 7 à 8 lignes de diamètre.

Orifice pulmonaire : 3 à 4 lignes de diamètre, incomplètement fermé par une membrane de tissu jaunâtre, élastique. Au centre ouverture ovalaire, 1 ligne 1/2 de diamètre.

OBSERVATION II

PEACOCK. *London Pathological Society*, vol. V, p. 64, 1853.

Malformation du cœur. — Rétrécissement de l'orifice auriculo-ventriculaire droit avec existence de deux petites ouvertures dans la cloison des ventricules.

Fille de 7 mois, phénomènes de cyanose dès la naissance. Cœur : souffle systolique, maximum à gauche vers la pointe du sternum ; également perceptible en haut et sous la clavicule gauche ; moins distinct à droite. Valvules auriculo-ventriculaires droites adhérentes et épaissies, rétrécissant l'orifice dont le diamètre n'est plus que de 24 lignes.

Observation III (résumée)

Henriette. *Bull. de l'Acad. de méd. de Belgique,* 1860, rapportée par
Van Kempen. *Gaz. méd. de Paris*, p. 618, 1861.

Occlusion de l'orifice auriculo-ventriculaire droit chez un enfant de 5 ans.

Fille de 5 ans, avec tous les symptômes d'une asphyxie lente ; coloration bleuâtre de la peau et des muqueuses, refroidisse ment de tout le corps. Aucun symptôme du côté du cœur. Morte de méningite avec suppuration de l'oreille gauche.

Autopsie. — Congestion veineuse extraordinaire.

Les deux oreillettes sont distinctes à l'extérieur comme à l'intérieur. Trou de Botal persistant.

Canal artériel complètement oblitéré. L'artère pulmonaire paraît un peu rétrécie, ses valvules sont saines.

Le ventricule droit se prolonge vers la pointe du cœur en fente étroite, circonscrite par des colonnes charnues, lisses ; partie supérieure réduite à un petit cul-de-sac très étroit, tapissé par un endocarde épaissi, blanc nacré jusqu'au niveau de l'orifice auriculo-ventriculaire. Cet orifice est complètement oblitéré par un diaphragme membraneux séparant absolument l'oreillette droite du ventricule atrophié ; cette membrane semble constituée par une foliole de la valvule tricuspide. Perforation de la partie supérieure de la cloison intraventriculaire ; elle semble pathologique, avoir été primitivement assez large et s'être rétrécie par formation d'une membrane mince se trouvant au fond d'une fossette très apparente du côté du ventricule gauche et entourée de tissu cicatriciel.

Quelques petits pertuis font communiquer le ventricule droit avec les parois de l'oreillette droite entre les colonnes charnues.

Rien sur les autres valvules sauf quelques végétations poly·piformes sur la valvule mitrale. Pas de dépôts inflammatoires sur les parois de l'oreillette et du ventricule, ni d'autres altérations.

Paroi interventriculaire normale.

Cordages tendineux en travers de l'orifice auriculo-ventriculaire gauche.

Remarques. — Le sang passait probablement du ventricule gauche en même temps que dans l'aorte dans le ventricule droit et de là dans l'artère pulmonaire par l'orifice et les autres pertuis.

Contrairement à Henriette qui regarde ce cas comme un vice de conformation, Van Kempen croit que l'altération est survenue après le cloisonnement du ventricule et qu'elle résulte d'une endo-myocardite ayant déterminé des adhérences de la valvule tricuspide qui ont oblitéré complètement l'orifice (1) ; la partie supérieure de la cloison interventriculaire ramollie a été perforée par la pression sanguine pendant les contractions du ventricule gauche.

Observation IV, (résumée)

Maragliano. Salute : *Italia Medica.* Genova, 1862, 2°s., XVI, 1, 9.

Rétrécissement congénital de l'orifice de l'artère pulmonaire. — Rétrécissement également congénital de l'orifice tricuspidien avec insuffisance des valvules. — Hypertrophie du ventricule droit. — Persistance bien nette du trou ovale. — Broncho-pneumonie chronique.

(1) C'est cette opinion qui nous a fait rapporter l'observation d'Henriette.

OBSERVATION V (RÉSUMÉE)

JOHN ABERCROMBIE. *London Pathol. Soc. Transact.*, 1882, p. 78, t. XXXIV.

Rétrécissement congénital du ventricule droit. — Canal arté-riel ouvert.

Fille de 5 mois. Cyanose, doigts légèrement en massue. Pas de souffle au cœur.

Ventricule gauche très hypertrophié et dilaté.

Oreillette droite très dilatée, un peu hypertrophiée, communique avec l'oreillette gauche beaucoup plus petite par le trou ovale largement ouvert.

Orifice tricuspide très rétréci, oblitéré par une masse d'apparence charnue, n'aboutissant nulle part.

Aorte dilatée. Artère pulmonaire très petite, surtout juste au-dessus de la base du cœur ; son orifice est complètement oblitéré. Pas de cavité ventriculaire ; le ventricule droit est représenté par une masse de fibres musculaires appendues à la base du ventricule gauche. Canal artériel perméable. Pas de lésions importantes des autres viscères.

OBSERVATION VI (RÉSUMÉE)

JOSEF KUCKER. *New-York Medic. Record*, 24 février 1883 (1).

Rétrécissement de l'orifice auriculo-ventriculaire droit consécutivement à une endocardite fœtale.

Enfant (garçon) mort 24 heures après sa naissance. Mère bien portante, non rhumatisante, accouchée à terme. L'enfant

(1) Kucker cite au même endroit le fait dû à Romberg d'un garçon de 4 ans atteint d'un rétrécissement tricuspidien très étroit avec disparition des valvules.

bien conformé, du poids de 9 livres, a besoin d'être ranimé ; à gauche du sternum le thorax est bombé comme chez les rachitiques. Le lendemain l'enfant meurt après avoir crié toute la nuit ; cyanose, respiration faible ; le cœur n'a pas été ausculté ; avant la mort on a remarqué des palpitations fréquentes.

AUTOPSIE. — Poumon hyperhémié. Cœur de proportions normales, sauf l'oreillette droite plus large que la gauche. Valvules aortiques et pulmonaires normales. L'orifice auriculo-ventriculaire droit est en entonnoir, présente à chaque bout deux petites ouvertures ; cette altération est due à l'union des trois valves de la tricuspide transformées en une membrane scléreuse épaisse.

OBSERVATION VII

ASHBY. *Medic. Times*, 15 mars 1884, p. 353.

Affection congénitale du cœur ; rétrécissement de l'artère pulmonaire et de l'orifice tricuspidien. — Persistance du trou ovale et du canal artériel.

Enfant de 3 mois 1/2. Cyanose congénitale. Bruits du cœur purs. Augmentation de la cyanose, mort à 4 mois avec des hémorrhagies buccales et nasales.

AUTOPSIE. — Artère pulmonaire et orifice tricuspidien rétrécis, trou ovale et canal artériel perméables.

OBSERVATION VIII (RÉSUMÉE) (1)

J. S. BURY. *Lancet*, 2 août 1884.

Rétrécissement congénital de l'artère pulmonaire par suite de fusion des valves ; béance du trou ovale.

Mary F..., 24 ans, bien portante jusqu'à 19 ans environ ; prise alors après une marche rapide de douleurs dans la poitrine et

______
(1) Nous avons classé ce cas parmi les congénitaux étant donnée

L.   7

dans le dos avec dyspnée ; cyanose extrême, persistant après plusieurs alternatives de disparition. Pas de distension des veines jugulaires, pulsation des carotides.

Impulsion du cœur diffuse perçue dans les 3e, 4e, 5e espaces jusqu'au bord antérieur de l'aisselle gauche ; pas de pulsation épigastrique ; maximum dans le 5e espace sur la ligne mamelonnaire ; pas de thrill.

Extension de la matité cardiaque plutôt latéralement et à droite du sternum ; verticalement de la 3e à la 6e côte.

Souffle systolique à la base ; maximum au niveau de la première pièce du sternum, perceptible également au niveau de l'articulation sterno-claviculaire droite, peu dans les carotides. Rien à la pointe. Pouls régulier.

En février 1883, la cyanose et la douleur s'accroissent.

La malade eut plusieurs syncopes et 7 jours avant la mort présentait les signes suivants : souffle systolique faible à la base, également perceptible aux foyers aortique et pulmonaire et le long du sternum en descendant.

Un autre souffle systolique, plus intense entendu à la base du cartilage xiphoïde. Pas de pouls veineux des jugulaires, ni hépatique. Foie sensible à la pression.

Oreillette droite largement distendue, comme le prouve la matité absolue à droite du sternum à la hauteur de la troisième côte.

Mort avec cyanose intense, vives douleurs, pouls à 130, stertor, coma.

Autopsie. — Cœur volumineux ; ventricule gauche caché derrière le ventricule et l'oreillette droits. Bord externe de cette dernière dépassant de deux pouces le bord droit du sternum.

Le cœur vide pèse le double du poids normal.

l'époque de la lésion pulmonaire ; le rétrécissement tricuspidien nous semblant ultérieur à la vie fœtale nous avons classé les observations analogues parmi les non congénitales.

Le canal artériel était obturé au niveau de son ouverture dans l'aorte ; de plus ses valvules réunies formaient une voûte à la racine de l'artère ; au sommet de cette voûte, fente admettant une sonde ordinaire.

Dilatation et hypertrophie de l'oreillette et du ventricule droits ; l'orifice tricuspidien admet deux doigts à leur extrémité ; dépôts fibrineux et végétations sur les valvules.

Trou ovale largement ouvert.

Les cavités gauches semblent petites par comparaison ; ventricule un peu plus épais que le droit.

L'orifice mitral moins large que le triscupidien admet à peine le bout de deux doigts ; les deux segments de la valvule mitrale sont épaissis juste au-dessus de leur bord libre ; il n'y a pas de signe d'endocardite récente. Les 2 valvules aortiques postérieures solidement adhérentes sont percées de trous près de leur point de réunion. La valve antérieure est intacte.

OBSERVATION IX (RÉSUMÉE)

P. AYROLLES. *Rev. mens. des Malad. de l'enfance*, p. 222, mai 1885.

Endocardite congénitale généralisée. — Oblitération de l'orifice mitral. — Cloisonnement de l'orifice tricuspidien.

Fille semblant bien portante au début, morte au bout de 10 jours avec de la cyanose.

Pendant la vie intra-utérine on n'a pas entendu d'anomalie du cœur fœtal. Rien au point de vue des antécédents, ni de l'étiologie.

AUTOPSIE. — Le cœur normal au premier abord présente une forme ordinaire. L'eau versée dans l'oreillette gauche ne pénètre pas dans le ventricule. L'orifice mitral semble complètement oblitéré ; il forme uu cul-de-sac en entonnoir à sommet dirigé vers la pointe du ventricule qui est vide de caillots, fortement revenu sur lui-même.

Orifice aortique intact.

Trou de Botal encore perméable, en partie oblitéré par la valvule de Vieussens qui, faisant clapet, empêcherait le reflux de gauche à droite.

Cœur droit sensiblement dilaté ; ventricule droit beaucoup plus volumineux que le gauche, plus épaissi et plus grand.

Oreillette droite très dilatée.

Artère pulmonaire saine. Canal artériel encore perméable. Valvule tricuspide en quelque sorte terminé par un treillis formé par des adhérences anormales entre ses bords libres et qui limitent des orifices de grandeur variable, en partie bouchés sur le cadavre par des caillots fibrineux.

Au pourtour de ces orifices, petites végétations saillantes, rougeâtres. Les caillots fibrineux adhérents semblent de date récente.

B. — Rétrécissement tricuspidien d'origine non congénitale.

OBSERVATION I (RÉSUMÉE)

KINGLAKE. *London Med. Journ.* 1789, in KREYSIG. *Krankheiten des Herzens,*
p. 430, 1815.

Catherine Inch. 21 ans, souffre de palpitations depuis 3 ans ;
sensation de suffocation, mort avec état syncopal.

Plus de la moitié des cavités du ventricule et de l'oreillette
droite est obstruée par des concrétions polypeuses ; la plus
grosse, du volume d'une aveline, passe dans l'orifice auriculo-
ventriculaire droit ; un demi-pouce au-dessous des valvules
pulmonaires, est un dépôt pierreux, du poids d'un drachme qui
diminue le calibre du vaisseau.

Les autres organes sont sains.

OBSERVATION II

BURNS (1809), cité par PEACOCK, mémoire de BEDFORD FENWICK. *London
Path. Soc.*, 1881.

Femme de 19 ans, non rhumatisante ; l'orifice tricuspidien est
contracté, rigide, ossifié par places, l'orifice mitral admet le
bout du petit doigt.

Observation III

Corvisart. *Essai sur les maladies et les lésions organiques du cœur et des gros vaisseaux.* Paris, 1811, p. 202.

Palefrenier de 60 ans, sujet à des palpitations depuis un an dans la région du cœur. Face, lèvres, cou, violacés ; dyspnée. Battements du cœur et pouls irrégulier.

Le cœur avait un très grand volume qui tenait particulièrement à l'ampliation de l'oreillette droite. Les valvules tricuspide et mitrale étaient devenues cartilagineuses, surtout à leur base ce qui rétrécissait le diamètre de l'un et de l'autre orifice.

Le péricarde contenait une certaine quantité de sérosité. L'aorte dilatée présentait sur sa membrane interne quelques points d'ossification.

Poumons volumineux adhérents.

Observation IV

R. J. Bertin. *Traité des maladies du cœur*, p. 197, 1824.

William Wipple, général d'armée, a souffert longtemps d'une maladie du cœur aggravée par les fatigues de la guerre de l'indépendance américaine. Palpitations au moindre effort, grande anxiété. Extrémités froides.

Autopsie. — Oreillette droite dilatée ; une valvule très ossifiée fermait l'orifice auriculo-ventriculaire droit, percée à sa partie libre de deux trous séparés par une pièce intermédiaire. A la base, à la hauteur de la mitrale du côté du ventricule gauche se trouvait un autre trou.

Observation V

Bertin. *Ibid.*, p. 199.

Homme de 25 ans, maçon, sans antécédents, offre tous les symptômes d'un grand obstacle à la circulation.

« Bruit de soufflet, » au devant de toute la poitrine.

Cavités droites énormément hypertrophiées ; un pilier du ventricule droit était en travers de l'orifice de l'artère pulmonaire qu'il contribuait encore à rétrécir. Les valvules sigmoïdes font une sorte de bourrelet d'environ 2 lignes de diamètre ; valves de la tricuspide jaunâtres, à bords épaissis, partout adhérentes et en partie ossifiées.

OBSERVATION VI
BERTIN. *Ibid.*, p. 193.

Femme de 30 ans, palpitations, étouffement, hydropisies passives. Cœur très hypertrophié ; l'oreillette droite à sa partie inférieure est trois fois plus grande que normalement. Les valves tricuspidiennes dures, épaissies forment une cloison cartilagineuse percée au milieu d'un trou admettant à peine le bout du petit doigt.

Dans le ventricule droit rien de notable.

Orifice auriculo-ventriculaire gauche très rétréci ; les valves forment un bourrelet très saillant ; ouverture étroite en fente transversale. Ventricule gauche hypertrophié, de capacité naturelle. Rétrécissement aortique par adhérence des valvules épaissies, dures, ; orifice de 0,007 de diamètre.

OBSERVATION VII
BALTHAZAR FOSTER. *Clinic. Med.*, p. 324.

Homme de 35 ans, afficheur ; rhumatisme 6 ans avant. Épistaxis, dyspnée, douleurs angineuses au niveau du cartilage ensiforme. Matité transversale du cœur légèrement augmentée ; pointe au-dessous de la 6e côte. Pulsations épigastriques distinctes ; thrill très appréciable au niveau du cartilage ensiforme.

A droite du sternum bruit présystolique, très distinct à la base du cartilage ensiforme, peu propagé hors de ce point sans transmission aux gros vaisseaux. Pas d'accentuation du bruit pulmonaire.

Pouls dicrote.

Autopsie. — Oreillette droite très distendue. Péricarde adhérent en avant; ventricule gauche très hypertrophié.

Oreillette droite distendue et hypertrophiée; épaisse par places d'un quart de pouce. Les segments de la tricuspide sont adhérents ; l'orifice admet l'index jusqu'à la première articulation.

Valvules mitrale et pulmonaire saines.

L'orifice de l'aorte et l'orifice mitral semblent un peu rétrécis.

Observation VIII (résumée)

V. Freeman *Medico-Chirurg. Review*, janvier 1841, in Hope, *Diseases of the Heart*, p. 587, 1849.

Sarah Fright, 28 ans, mendiante. Palpitations constantes, douleurs précordiales, dyspnée. Céphalalgie.

Hope constata un souffle diastolique à l'aorte avec pouls bondissant quoique faible.

Mort avec hydropisies et autres conséquences des affections cardiaques. A la fin le pouls devient petit, faible, irrégulier, intermittent, inégal.

Cœur dilaté, mou, flasque.

Les deux oreillettes sont amincies et dilatées, la gauche surtout. Les ventricules également.

L'orifice aortique n'admet que le pouce.

La valvule mitrale suffisante laisse passer un doigt.

La tricuspide est rétrécie au même degré.

Il n'y avait pas de souffle diastolique à la pointe, ni à gauche, ni à droite.

Observation IX

Forget. Observat. XXX des *Études cliniques sur les maladies du cœur.*
Paris 1844.

Coïncidence des lésions de l'orifice tricuspidien et mitral.

Mêmes symptômes que ceux des lésions du cœur gauche.
Voussure, matité, frémissement cataire. Battements forts,
double bruit de souffle rude ; reflux veineux. Dyspnée, bronchite, œdème considérable.

Cœur volumineux ; ventricule gauche sensiblement dilaté et
hypertrophié.

Orifice aortique : rétrécissement avec insuffisance.

Orifice mitral rétréci et insuffisant, formant un anneau
solide fibro-cartilagineux admettant à peine l'extrémité du
petit doigt.

Orifice pulmonaire normal.

Les trois languettes de la tricuspide adhérentes par leurs
bords forment un anneau cartilagineux qui n'admet que la
pulpe de l'index (rétrécissement et insuffisance).

Observation X

R. Quain. *Lond. Path. Soc. Transact.*, VI, p. 219, 1848.

*Lésions des valvules tricuspide, mitrale et aortiques, avec
hypertrophie du cœur et adhérence du péricarde.*

Homme de 37 ans — rhumatisme aigu à 15 ans, depuis souffre du cœur. — Présente les signes de l'affection cardiaque et
ceux d'une tuberculose pulmonaire. Mort dans une syncope
après une hémoptysie prolongée.

Autopsie. — Adhérence du péricarde, mais peu marquée.

A la base du ventricule droit, masse de substance osseuse, envoyant plusieurs saillies dans la substance musculaire du ventricule et de l'oreillette.

Les deux ventricules sont hypertrophiés.

Le cœur pèse plus de 14 onces.

Valves de la tricuspide épaisses et opaques, à bords adhérents sur le tiers de leur étendue l'orifice, admet à peine deux doigts.

La mitrale n'admet pas deux doigts; elle est épaissie de même que ses cordages tendineux.

Valvules aortiques épaisses, recroquevillées.

OBSERVATION XI

HOPE. *Diseases of the heart and great vessels*, p. 540. London 1849.

Dilatation et ramollissement du cœur ; rétrécissement considérable de la tricuspide et plus marqué encore de la mitrale avec double insuffisance ; pas de souffle au second temps. — Hydropéricarde.

Christian Anderson, femme de 42 ans, entre à l'infirmerie royale d'Édimbourg ; gonflement et ondulation des jugulaires ; dyspnée ; par instant paroxysme dans la toux et les efforts, cauchemars, œdème de la face et des jambes. Pouls imperceptible ; urine peu abondante.

18 mois avant, elle se heurta à la hauteur de l'ombilic, étant lourdement chargée, à la suite elle eut des hémoptysies pendant trois semaines, des palpitations, de la toux.

Ondulations de la poitrine au moment du choc ; au premier bruit correspond, à l'extrémité inférieure du sternum, un souffle très intense, tantôt un bruit de scie sourd. Le deuxième bruit est à peine perceptible. Les mêmes bruits existent des deux côtés de la poitrine, mais diminués et moins distincts à gauche. Ils sont plus ou moins perceptibles sur toute la partie antérieure de la poitrine.

AUTOPSIE.— Cœur doublé de volume. L'oreillette et le ventricule droits sont très dilatés ; le ventricule plus grand qu'une orange a son épaisseur normale ; le gauche est dilaté également ainsi que l'oreillette gauche légèrement épaissie.

La valvule tricuspide forme un anneau cartilagineux, inégal, épais, admettant le médius.

La mitrale n'admet que le petit doigt.

Les valvules pulmonaires et aortiques sont saines.

Dans le péricarde plusieurs onces de sérum.

OBSERVATION XII

POLLOCK. *London Pathological Soc. Transact.* 21 janvier 1850. Vol. I, p. 194.

Dilatation anévrysmale de l'oreillette droite par rétrécissement de l'orifice auriculo-ventriculaire droit.

Femme de 38 ans. Bien portante jusqu'à 15 jours avant son admission ; 3 jours avant palpitations, dyspnée intense ; hématémèse ; absence de règles.

Le premier symptôme de sa maladie fut de l'anasarque avec ascite ; congestion, albuminurie.

Pouls fréquent, très faible, extrêmement irrégulier, parfois intermittences. Cœur tumultueux.

Souffle systolique intense, à maximum peut-être à la pointe mais également distinct à la base.

Souffle diastolique à maximum près du sternum au niveau du bord inférieur de la troisième côte, pas constant.

Matité précordiale augmentée.

A droite épanchement pleural considérable.

Jamais de rhumatisme.

AUTOPSIE. — Congestion, ascite, œdème, adhérences pleurales des côtes avec épanchement.

Cœur très volumineux ; l'oreillette droite est plus proéminente que normalement et distendue, sa cavité très dilatée à parois hypertrophiées.

L'orifice auriculo-ventriculaire droit est transformé en une petite ouverture circulaire, ne laissant passer que le doigt.

Les valves de la tricuspide accolées par leurs bords, forment une sorte de rideau tendu entre l'oreillette et le ventricule percé au centre de l'ouverture ci-dessus ; elles sont épaissies, blanches et opaques.

Ventricule droit un peu atrophié.

Artère pulmonaire et son orifice sains.

Ventricule gauche hypertrophié, très dilaté ; la mitrale très épaissie a un orifice qui n'admet qu'un doigt.

Valvules aortiques athéromateuses, rétractées.

OBSERVATION XIII (RÉSUMÉE)

PYE-SMITH. *London Path. Soc. Transact.*, vol. III, p. 283.

Contraction intense des orifices tricuspidien et mitral due à une ancienne endocardite.

Femme de 37 ans, strumeuse, ne se souvient pas d'avoir eu des rhumatismes ; pendant les dix dernières années, dyspnée, toux pendant l'hiver, palpitations, syncope au moindre mouvement.

Anasarque, ascite, anxiété précordiale, extrémités froides.

Pouls à peine perceptible ; urines peu abondantes sans albumine. Impulsion violente du cœur, 120 battements par minute.

Souffle systolique intense, rude, masquant la diastole, très étendu, maximum à la pointe.

Pulsation des veines jugulaires.

Vers la fin les bruits devinrent moins intenses, pas de bruit anormal diastolique.

AUTOPSIE. — Le cœur pèse 9 onces.

L'oreillette droite énormément dilatée mesure environ 3 pouces de large sur 2 de profondeur. Parois excessivement épaisses en certains ·points, transparentes sur d'autres. Dans la cavité large thrombus.

Ventricule droit un peu dilaté à parois aussi minces que celles de l'oreillette. Trou ovale fermé.

Orifice tricuspdien très rétréci, formant un anneau épais et solide.

Orifice pulmonaire sain.

Oreillette et ventricule gauches hypertrophiés, l'orifice mitral est plus rétréci que le droit.

Aorte insuffisante : ses valvules sont agglutinées.

OBSERVATION XIV

FRIEDRICH GUNSBOURG. *Klinick der Kreislaufs und Athmungsorgane.*
Breslau, 1856, p. 503.

Femme de 47 ans. Infarctus hémorrhagique considérable des lobes moyen et inférieur droit.

Rétrécissement des deux orifices auriculo-ventriculaires.

OBSERVATION XV

LUTON. *Bulletin Soc. anatomique,* 1858, p. 497.

Rétrécissement des trois orifices du cœur : aortique, auriculo-ventriculaire droit et gauche.

Femme de 22 ans ; signes de maladie du cœur survenue sans cause appréciable depuis l'âge de 13 ans.

Ni rhumatismes, ni grande phlegmasie viscérale dans ses antécédents. Père asthmatique, autres membres de la famille bien portants. Assez bien réglée.

Étouffements habituels, revenant par accès périodiques durant environ 8 jours, soulagement momentané pendant plusieurs jours. Depuis plusieurs mois la suffocation est presque permanente.

Anasarque, vomissements, à peine quelques traces d'albumine.

Pouls lent, régulier, mais faible.

Râles fins dans la poitrine. Pas d'hémoptysie.

Jugulaires développées, distendues ainsi que les temporales, mais peu de pouls veineux.

Matité précordiale étendue.

Le premier bruit est remplacé par des souffles rudes ayant presque le caractère du bruit rotatoire, mal limités, confus. Deuxième bruit obscur, mal frappé, sans souffle.

Acupuncture sur les jambes œdématiées.

Gangrène du pied gauche.

Mort le 26 novembre 1858.

Autopsie. — Triple rétrécissement mitral, tricuspidien, aortique.

Valvules suffisantes.

L'endocarde est épaissi et primitivement altéré. Poumons sains ; foie muscade.

OBSERVATION XVI (résumée).

H. WALLMANN. *Virchow's Archiv.*, B. XIII, 1858, p. 283.

Sténose des orifices auriculo-ventriculaires. — Insuffisance mitrale et tricuspidienne. — Hypertrophie du cœur.

Magdalena L..., 52 ans, entre pour des troubles cardiaques, dyspnée, vertiges, dans les derniers temps paralysie des extrémités.

Autopsie. — Insuffisance des valvules tricuspidienne et mitrale avec rétrécissement des orifices auriculo-ventriculaires ; hypertrophie et dilatation consécutive des deux oreillettes ;

trou ovale ouvert. Cœur surchargé de graisse ; remplit l'espace entre le sternum et la colónne vertébrale ; va du bord supérieur de la 2ᵉ au bord inférieur de la sixième côte.

Observation XVII

FLINT. *Diseases of the heart,* 1859, Philadelphie, in FENWICK. *Lond. Path. Soc.,* 1881.

Jeune femme chez laquelle l'orifice auriculo-ventriculaire gauche admet le bout du doigt et l'orifice droit un doigt jusqu'à sa base.

Observation XVIII

W. T. GAIRDNER. *Clinic. Med.,* p. 603, 1862.

Patrick M..., 20 ans, journalier, homme vigoureux, sans cyanose, ni œdème. Souffle présystolique tricuspidien.

Ondulation des veines jugulaires sans qu'elles soient très gonflées.

Le cœur gauche est sain, *ce qui a facilité le diagnostic porté 10 ans avant la mort, de rétrécissement tricuspidien.*

B. Foster trouve à l'autopsie un rétrécissement non par altération valvulaire, mais dû à l'insertion d'une tumeur à l'orifice auriculo-ventriculaire droit.

Ventricules peu dilatés sans hypertrophie apparente.

Observation XIX

STOKES. *Dublin. Path. Soc. Transactions,* 1862, p. 603.

Femme de 20 ans, sans antécédents rhumatismaux.

Souffle présystolique dominant à droite ; un mois avant la mort, entendu également à la présystole sur le trajet des carotides.

Mort par rupture d'un anévrysme intra-crânien.

L'orifice tricuspidien mesure 7 lignes sur 6 de diamètre ; ses valvules sont adhérentes. L'orifice mitral a 5 lignes sur 5. Toutes les cavités, surtout l'oreillette droite, sont dilatées et hypertrophiées. Les valvules aortiques sont malades.

Observations XX et XXI

Haldane. *Edinburgh Med. chir. Soc.* et *Med. Ch. Journal*, p. 271, 1864.

1° Femme de 38 ans, très oppressée, teinte subictérique des conjonctives. Œdème. Pouls à peine perceptible.

Rougeole et rhumatisme à 15 ans, puis deux autres attaques.

Depuis lors, dyspnée, bronchite.

Bruits cardiaques faibles, très rapides.

On n'entend qu'un souffle au premier temps superficiel, à timbre musical, entendu près du bord gauche de la partie inférieure du sternum ; non perceptible à la pointe, ni à la base.

Pas de pulsation des veines du col qui sont distendues.

Autopsie. — Œdème et congestion des poumons, cœur élargi.

Oreillette droite distendue par le sang, le ventricule l'est moins.

L'orifice tricuspidien n'admet pas l'extrémité de deux doigts, ses valves sont peu épaissies.

L'orifice mitral n'admet que l'index ; valves épaissies, cordages tendineux agglutinés.

Valvules aortiques suffisantes, mais épaissies, dures.

Valvules pulmonaires intactes.

Ventricule droit dilaté, un peu épaissi, le gauche plutôt anémié.

2° Femme de 30 ans. Rhumatisme aigu à 12 et 24 ans, depuis, palpitations et respiration courte.

Œdème, refroidissement. Gonflement des veines du cou sans pulsations.

Matité cardiaque un peu étendue ; la pointe bat au-dessous de la 5e côte, un peu à gauche de sa place habituelle.

Pouls 80 ; irrégulier.

Souffle systolique intense à la base droite, propagé dans les gros vaisseaux. Le deuxième bruit est douteux, il semble tantôt net, tantôt altéré par un souffle.

A la pointe souffle présystolique assez rude finissant en jet de vapeur ; à la partie inférieure du sternum on entend également un souffle présystolique.

Mort subite au bout d'une semaine en se levant.

Autopsie. — Cœur très large, les oreillettes surtout la droite, sont d'une largeur disproportionnée.

Ventricule droit normal, le gauche est un peu dilaté.

L'orifice tricuspidien ovale admet l'extrémité de l'index ; les bords sont un peu épaissis de même que les cordages tendineux.

Orifice pulmonaire intact.

L'orifice mitral en boutonnière, à bords très épais, n'admet que l'extrémité du petit doigt.

L'orifice aortique est très rétréci par accolement de ses valvules épaissies, il n'admet que le bout du petit doigt et sa forme est irrégulièrement triangulaire.

Observation XXII (résumée)

Jennings. Dublin Path. Soc., in *Dublin quarterly Journ. of Med. science*, t. 42, p. 506, 1866.

Femme de 40 ans, cuisinière ; dyspnée depuis 2 ans, palpitations, oppression. Face livide, anasarque, ascite, refroidissement général.

Battements du cœur irréguliers, excessivement rapides.

Veines jugulaires turgescentes, quelques trémulations comme sur les sous-clavières.

Pas de pouls radial, ni huméral.

Matité des deux côtés de la poitrine. Hémoptysie.

Quelques jours avant la mort, attaque convulsive ressemblant beaucoup à de l'épilepsie ; mort dans un demi-coma.

Autopsie. — Épanchement pleural droit ; noyaux d'apoplexie pulmonaire dans les deux poumons.

Cœur hypertrophié, surtout les deux oreillettes et le ventricule gauche ; ce dernier très épaissi, à cavité très diminuée.

Les deux oreillettes dilatées sont remplies de sang noir coagulé.

L'orifice mitral forme une fente demi-lunaire étroite ; toute trace de valvules a disparu ; juxtaposées elles forment un tissu aussi dur que le cartilage et il faut employer de la vigueur pour les séparer avec le manche d'un scalpel.

Orifice aortique très rétréci ; admet la pointe de l'index ; les valvules sont indurées, épaisses, racornies.

La tricuspide malade est recouverte de dépôts morbides ; sa valve gauche très cribriforme ; les trois valves forment par leur réunion un passage en entonnoir terminé par une ouverture circulaire.

Artère pulmonaire saine.

Observation XXIII

Little. *Dublin Path. Soc.* et *Dublin quart. Journ. of Med. science*, p. 448, 1867.

Rétrécissement des orifices droit et gauche du cœur.

Femme de 23 ans, bien portante jusqu'au jour de sa menstruation à l'âge de 13 ans. Aussitôt après la respiration devient gênée ; elle souffre au moindre effort, palpitations, toux.

Amaigrissement depuis 5 ans. *Doigts en massue.*

Entre 10 jours avant sa mort à l'Adelaïde hospital.

Lividité, toux fréquente, orthopnée, crachats nummulaires. Œdème des mains et des pieds.

Diarrhée incoercible, râles plein la poitrine rendant l'examen du cœur difficile et même impossible.

Autopsie. — Emphysème généralisé des poumons, noyaux d'apoplexie pulmonaire.

Oreillette droite très dilatée et hypertrophiée.

L'orifice auriculo-ventriculaire droit admet simplement le bout de l'index, — l'orifice gauche n'est pas tout à fait aussi étroit. Valves des deux côtés accolées. Valvules aortiques légèrement insuffisantes, quelques végétations rugueuses à sa surface.

Observation XXIV

Duroziez. **Rétrécissement de la tricuspide.** *Gaz. des hôpitaux* 1860, p. 310.

Femme de 21 ans. Insuffisance et rétrécissement de la tricuspide et de la mitrale. Oreillettes et ventricules dilatés, peu d'hypertrophie.

Les autres valvules sont saines.

Le rétrécissement admet deux doigts.

Observation XXV

Duroziez. *Eod. loc.*

G..., homme de 44 ans. Insuffisance et rétrécissement de la tricuspide, de la mitrale, de l'orifice aortique. Le trou ovale presque complètement oblitéré, admet une plume de corbeau,

La tricuspide est altérée, notablement épaissie, comme courbée au bord. Le rétrécissement admet deux doigts.

Observation XXVI

Duroziez. *Eod. loc.*

L..., femme de 46 ans. Insuffisance et rétrécissement de la tricuspide, de la mitrale, de l'orifice aortique. Cœur partout dilaté. Ventricule droit aminci : la tricuspide est très altérée son bord ressemble à celui d'une paupière chassieuse. Le rétrécissement admet deux doigts.

Observation XXVII

Duroziez. *Eod. loc.*

B..., femme de 37 ans; insuffisance et rétrécissement tricuspidien mitral, de l'orifice aortique.

Pas d'hypertrophie; peu de dilatation.

Oreillette droite normale. Trou ovale fermé.

Tricuspide très altérée, épaissie, fibreuse, végétations.

Le rétrécissement admet deux doigts.

Observation XXVIII

Duroziez. *Eod. loc.*

P..., homme de 40 ans. Insuffisance et rétrécissement tricuspide, mitral, aortique.

Cœur très hypertrophié.

Oreillette gauche seule un peu dilatée.

Aorte et artère pulmonaire saines.

Le rétrécissement admet un doigt.

Observation XXIX

Duroziez. *Eod. loc.*

B..., homme de 58 ans. Oreillette droite élargie, tricuspide très altérée. Le rétrécissement admet un doigt.

Pouls régulier, lent, petit, faible.

Œdème, ascite, asphyxie.

Observation XXX

Duroziez. *Eod. loc.*

N..., femme de 27 ans. (Observation prise en 1861 à la Charité, service de Piorry, par M. Bouchard, alors externe du service.)

Au niveau de la tricuspide double bruit un peu rude, le second couvert par un souffle se rapportant à l'orifice aortique malgré l'absence du double souffle crural.

Pouls veineux type.

Plus tard souffle au premier temps et un au deuxième temps au bas du sternum, parfaitement dessiné.

Autopsie. — Oreillette droite très dilatée. Rétrécissement, sans insuffisance d'orifice, auriculo-ventriculaire droit admettant à peine l'extrémité de l'index, assez régulièrement circulaire.

Rétrécissement et insuffisance de la mitrale moins considédérable qu'à droite.

Diagnostic rigoureusement établi.

Symptômes généraux cardiaques peu prononcés, malgré la cyanose (probablement que l'insuffisance aortique compensait le rétrécissement auriculo-ventriculaire).

Observation XXXI

Duroziez. *Eod. loc.*

Meunier, femme de 36 ans.

Rétrécissement et insuffisance de la tricuspide, de la mitrale de l'orifice aortique. Le rétrécissement n'admet pas même un doigt.

Diagnostic soupçonné. Symptômes généraux presque nuls. Pas de cyanose ; œdème peu intense.

Souffle au deuxième temps entendu parfois au bas du sternum se rapprochant parfois du roulement par son timbre.

L'insuffisance mitrale n'a jamais été mise en doute.

Érysipèle de la région cardiaque et du cœur lui-même. Pouls petit, un peu irrégulier et inégal.

Observation XXXII
Duroziez. *Eod. loc.*

Foley, homme de 64 ans, concierge. Insuffisance et rétrécissement tricuspidien. Œdème ; pouls nerveux.

Pouls radial presque régulier, assez égal.

Souffle au premier temps, en jet de vapeur maximum près du sternum, perceptible sur une large surface.

La tricuspide ne laissait passer qu'un doigt.

Observation XXXIII
Duroziez. *Eod. loc.*

R..., femme de 29 ans. Double rétrécissement auriculo-ventriculaire droit et gauche. Pas d'examen du cœur.

Oreillette droite très dilatée. Ventricule droit un peu développé. Autres orifices sains. L'orifice tricuspidien n'admet pas même un doigt.

Observations XXXIV et XXXV
Simpson. *Manchester Med. Soc.* et *British Med. Journ.*, 26 mai 1868, p. 175.

1° Sarah Piddock, 33 ans, souffre d'une affection mitrale avec dyspnée et hydropisie ; plusieurs accès d'ictère, rhumatisante, habitudes irrégulières. Plusieurs poussées de congestion pulmonaire. Mort avec anasarque généralisée et épanchement dans les séreuses.

Pointe du cœur un peu à gauche du mamelon ; battements

forts, thrill manifeste. Matité cardiaque augmentée à droite. A la pointe, souffle intense, rude, prolongé, divisé comme s'il était en deux parties d'un caractère un peu différent.

Quelques mois avant la mort, souffle nettement présystolique. Rythme difficile à apprécier, vu l'action tumultueuse du cœur. Cœur hypertrophié ; poids 11 onces 1/2. Oreillette et ventricule droits très dilatés, ainsi que l'oreillette gauche ; valves de la mitrale réunies en un entonnoir avec ouverture très petite à bords épais.

Tricuspide moins altérée, laisse passer un doigt.

Aorte petite, artère pulmonaire dilatée.

2° Margaret Needham, 21 ans, bonne à tout faire. Rhumatisme à 13 ans, en apparence non suivi de lésions cardiaques ; un autre 18 mois ou 2 ans avant sa dernière maladie. Depuis ce temps, la malade est sujette à la toux et à une douleur dans la poitrine, juste au-dessous du milieu du sternum. Anasarque généralisée, lèvres pâles, orthopnée.

Pointe du cœur dans le 5ᵉ espace, un peu en dehors du mamelon ; impulsion diffuse sur toute la région cardiaque. A la pointe double souffle distinct, rude, une partie nettement présystolique.

Symphyse cardiaque, le cœur pèse 11 onces 1/2. Mitrale en entonnoir, ses bords sont soudés ensemble et percés en bas par une fente étroite en croissant.

Orifice tricuspidien rétréci, mais moins.

Ventricules petits.

Valvules aortiques rigides, enflammées, épaissies.

Liquide abondant dans la [plèvre droite ; œdème des deux poumons.

Ascite abondante.

OBSERVATION XXXVI

DUROZIEZ. *Gaz. des hôpitaux*, 1869.

C .., femme de 30 ans, entre à l'Hôtel-Dieu, service de

M. Bucquoy le 27 octobre 1868. Aphasique, paralytique ; elle
paraît avoir eu plusieurs attaques de rhumatisme.

Gangrène de la jambe gauche.

Signes d'insuffisance et de rétrécissement des valvules mitrales
et tricuspide qui n'admet qu'un doigt (la tricuspide). La mitrale
laisse passer une plume d'oie.

Lésions cérébrales expliquant l'aphasie et la paralysie, le
sphacèle résulte probablement d'une embolie.

OBSERVATION XXXVII

DUROZIEZ. *Eod. loc.*

B..., femme de 34 ans, entre à l'Hôtel-Dieu, service de
M. Frémy. Le cœur est hypertrophié. Mitrale très rétrécie.

Orifices aortique, tricuspide rétrécis avec insuffisance.

OBSERVATION XXXVIII

DUROZIEZ. *Eod. loc.*

T..., femme de 23 ans, service de M. Bucquoy.

Hypertrophie très prononcée du cœur. Rétrécissement de la
mitrale et de la tricuspide.

Sigmoïdes aortiques, blanches, épaissies.

OBSERVATION XXXIX

L. LANDOUZY. *Soc. anatomique*, 1869.

Cyanose. — Hypertrophie du ventricule droit. — Communi-
cation interventriculaire. — Rétrécissement tricuspide. —
Dilatation de l'oreillette droite. — Dilatation de l'artère pul-
monaire.

Héb..., femme de 21 ans, entre à l'Hôtel-Dieu, service de
M. Béhier, pour des palpitations et de la dyspnée.

Renseignements incomplets. A 19 ans semble avoir été à l'hôpital pour des douleurs de genoux avec rougeur et gonflement (rhumatisme) ; deux mois après sa sortie prise de phénomènes cardiaques.

Douleur vague et peu intense à la région précordiale. La pointe correspond à la partie postérieure du sixième espace intercostal : battements faibles et irréguliers.

Souffle sans caractères particuliers, plutôt doux que rude, sans point maximum, entendu dans toute la région cardiaque, propagé dans une grande partie de la région thoracique antérieure. Ce souffle s'entend avec la même intensité le long de la colonne dorsale.

Pouls petit, mou, irrégulier (80 à 100) ; tracé : presque tous les caractères du pouls du rétrécissement aortique.

Veines superficielles des membres et du cou pas développées ; ces dernières se dessinent sous la peau pendant les accès de suffocation, alors que les yeux se congestionnent, la face devient violette, les lèvres et les paupières presque noires.

Cyanose des ongles, doigts en baguettes de tambour.

Mort par congestion intense.

AUTOPSIE. — Cœur assez volumineux (surtout le ventricule droit), ferme, poids 225 gr. Largeur 0,09, hauteur 0,10, épaisseur 0,045. Paroi ventriculaire gauche 0,012, droite 0,02. Paroi interventriculaire très épaisse ; vers sa base au niveau du septum membraneux, orifice de 0,02 dans son plus grand diamètre, laissant faiblement passer l'extrémité de l'index, irrégulier, bords mousses ; affecte assez grossièrement la forme d'un croissant à concavité postérieure, situé juste au-dessous de la valve aortique droite. L'endocarde tapissant les bords de la perforation est parfaitement sain.

Rien aux valvules mitrales et aortique.

Ventricule droit très hypertrophié, mais non dilaté.

Orifice tricuspide notablement rétréci par l'épaisseur de ses valvules.

Orifice pulmonaire et aortique d'un calibre normal.

L'oreillette droite est dilatée assez notablement avec une hypertrophie légère.

Paroi interauriculaire normale sans ouverture.

Congestion surtout des lobes inférieurs des poumons.

Observation XL

HAYDEN. *Dublin Patholog. Soc. Transact.*, 1869, in B. FENWICK. *Lond. Path, Soc. Transact.*, 1881.

Femme de 26 ans. Pas de rhumatisme. L'orifice tricuspide admet le bout de deux doigts, le mitral la pointe de l'index. L'orifice aortique est également très rétréci : l'oreillette droite a son calibre normal, la gauche est largement dilatée.

Observation XLI (résumée)

CRYAN. *Dublin Path. Soc. Transact.*, 12 février 1870, et *Dublin quart. Journ. of Med. sc.*, 1870, p. 453.

Affection des valvules tricuspide et mitrale.

Femme de 26 ans, bonne à tout faire, entre le 15 janvier 1870 à l'hôpital St-Vincent.

Bonne santé jusqu'à une attaque de rhumatisme articulaire aigu 14 mois auparavant. Peu de temps après troubles cardiaques : palpitations, respiration courte, étourdissements.

6 mois après, aménorrhée qui a toujours persisté.

Toux, expectoration légèrement sanglante, syncopes. Cyanose des lèvres, refroidissement général, pupilles dilatées. Œdème considérable des extrémités inférieures, quelques bulles formées sur le dos de chaque pied.

Œdème également des membres supérieurs surtout du droit. Matité cardiaque très augmentée surtout à gauche ; battements épigastriques, irréguliers, intermittents.

Pointe légèrement frémissante, bat dans le sixième espace

intercostal, sur la ligne mamelonnaire gauche. A la pointe deux souffles très nets ; l'un doux présystolique, s'étendant sans empiéter sur ce qui devrait être le premier bruit normal, l'autre systolique rude.

Pas de souffle à la base.

A l'union du 5ᵉ cartilage costal avec le sternum, souffle systolique net, diminuant vers le bord gauche du sternum, au niveau duquel il cessait tout à fait.

Au foyer d'auscultation de l'orifice pulmonaire, bruits très distincts, surtout le second très frappé.

Bruits aortiques très faibles.

Veines jugulaires nettement dilatées surtout la droite ; pouls veineux systolique. Pas de pulsation visible des artères du cou.

Le pouls de l'artère radiale droite n'existe pas ; le gauche est petit, filiforme, irrégulier, parfois intermittent (100).

Râles muqueux fins aux bases ; à gauche respiration bronchique ; matité atteignant presque l'angle inférieur de l'omoplate.

Foie débordant le rebord costal.

On porte le diagnostic de double lésion mitrale avec insuffisance tricuspidienne.

Gangrène du dos du pied et mort le 22 janvier avec disparition du pouls dans les deux cardiales, du frémissement de la pointe. Les bruits du cœur très faibles ne pouvaient plus être analysés.

Extension de l'anasarque aux organes génitaux et à l'abdomen. Urines très rares. Mort dans une syncope.

Autopsie. — Congestion pulmonaire avec noyaux d'apoplexie. Traces d'ancienne péricardite.

Cœur 10 onces 1/2, pointe surtout formée par le ventricule droit modérément dilaté et hypertrophié.

L'orifice tricuspide n'admet que le bout de l'index ; les segments valvulaires sont épaissis, raccourcis, opaques, si rigides que l'orifice devait être également insuffisant.

Oreillette droite hypertrophiée et très dilatée ; distendue par des caillots mous, rouge foncé ; les orifices de la veine cave et des veines coronaires sont très dilatés.

Ventricule gauche diminué de capacité ; épaississement de ses parois. Oreillette gauche très dilatée.

La mitrale très épaissie, calcifiée, en forme de croissant, ne laisse passer que l'extrémité du petit doigt.

Aorte athéromateuse ; sa crosse, et les gros vaisseaux qui en naissent n'ont qu'un peu plus de la moitié de leur diamètre normal. Les valvules aortiques sont intactes.

OBSERVATION XLII

E. H. SIEVEKING. *British. Med. Journ.*, 21 janvier 1871, p. 62.

*Un cas d'hypertrophie du cœur avec un double souffle présys-
tolique* (1).

Jeune fille de 11 ans, entre le 4 novembre 1870 à Saint-Mary's hospital ; dyspnée au moindre effort, douleur thoracique gauche.

Scarlatine à l'âge de 2 ans.

Choc du cœur très visible et un peu ondulant, s'étendant à gauche, du mamelon à la septième côte ; le choc de la pointe est le plus distinct dans le sixième espace intercostal, un peu en dehors de la ligne mamelonnaire.

Matité cardiaque très accrue surtout transversalement, saillie des 5e, 6e, et 7e cartilages costaux.

Souffle systolique intense à la pointe.

Pulsations épigastriques nettes.

Les bruits du cœur sont très perceptibles à droite du sternum ; souffle mitral également perceptible distinctement à l'extré-

(1) Cette observation nous a paru intéressante à rapporter ; nous croyons difficile que ce ne soit pas un cas de rétrécissement tricuspide ; du reste en l'absence d'autopsie nous n'en avons tiré aucune conclusion.

mité inférieure de l'omoplate gauche et sur un large espace le long du rachis.

Douleurs dans les genoux et quelques autres articulations ; pas d'autres signes de rhumatisme.

Il y a eu de l'œdème des pieds, sans albuminurie.

Le deuxième bruit n'est pas perceptible à la pointe, mais il est net au niveau du deuxième espace intercostal gauche.

P. 134, resp. 36, temp. 98°,5 Fahr.

La grand'mère est morte cardiaque, la sœur l'est également.

Le 15 novembre, nouveaux phénomènes qui depuis ont persisté : en plus du souffle systolique mitral, on entend un double souffle à droite du cartilage xiphoïde, à l'union des 5e et 6e cartilages costaux. Battements nets à ce point.

Vers le sternum le souffle mitral disparaît et l'on entend un souffle systolique et diastolique sur un espace guère plus large que le pavillon d'un stéthoscope.

Pas de pouls veineux. Pouls radial : 100 à 124.

Le deuxième bruit normal était très distinct au 2e espace intercostal gauche et droit; à gauche sur l'artère pulmonaire il était plus claqué.

Aux deux orifices aortique et pulmonaire on entendait un souffle systolique doux, mais comme il s'accroissait continuellement en approchant de la pointe et que la malade était maigre, il résultait probablement simplement de la propagation du bruit mitral.

Observation XLIII

Hayden. *Dublin Path. Soc. Trans.*, 1871, et *British. Med. Journ.*, 28 janvier 1871, p. 91.

Hypertrophie du cœur. — Péricardite. — Rétrécissement et insuffisance mitrale et tricuspide. — Rétrécissement et insuffisance aortiques.

Patrick M..., 23 ans, cordonnier, entre le 22 juillet 1870 au Mater Misericordiœ hospital. Rhumatisme aigu à 9 et à 13 ans.

Plus ou moins malade pendant les 9 derniers mois ; hémoptysie 5 semaines avant d'entrer ; 3 semaines après apparition de l'œdème des pieds. Pâleur ; rougeur des pommettes. Dyspnée avec paroxysmes. Resp. 48.

Pouls irrégulier très faible : 96 à 108.

Urine peu abondante, albumineuse.

Foie douloureux à la pression. Œdème et congestion aux deux bases des poumons.

Cœur transversalement élargi ; pointe dans le 6ᵉ espace intercostal, deux pouces 1/2 en dehors de la ligne mamelonnaire.

Frémissement présystolique à la pointe avec souffle rude en même temps, souffle systolique faible et doux ; un pouce à gauche de la pointe du sternum, deux souffles de rythme différent ; le premier est moins rude qu'à la pointe ; au niveau de l'appendice le souffle systolique est intense, d'un timbre presque métallique, faiblement transmis sur le trajet de l'aorte, mais non entendu au cou. A la base deuxième bruit un peu sec.

Mort le 27 juillet.

Autopsie. — Un peu de péricardite. Le cœur élargi, pèse vide 17 onces 1/2.

Les cavités droites contiennent des caillots fibrineux, étendus de l'appendice auriculaire jusque dans le ventricule droit à travers l'orifice tricuspide rétréci, réduit au diamètre de la pointe du médius, ovoïde et dont les valves adhérentes sont très épaissies, blanchâtres.

Oreillette droite dilatée, un peu hypertrophiée.

Ventricule droit de capacité et d'épaisseur normales.

Artère et valvulve pulmonaire intactes.

Oreillette gauche dilatée, parois épaissies ; l'orifice mitral forme une fente admettant seulement le bout de l'index ; valves épaissies, dépôt calcaire sur la face auriculaire. Ventricule gauche légèrement dilaté, épais à la pointe, sans autres altérations.

Aorte très réduite de diamètre, rougeâtre intérieurement.

Valve un peu épaissie.

Observation XLIV (résumée)

James C. Goodhart. *Aberdeen Royal Infirmary* et *British Med. Journ.*,
23 sept. 1871.

Jessie Anne H..., domestique, 17 ans ; amaigrie, fatiguée, a été en butte de bonne heure aux mauvais traitements et à une vie pénible. Pas d'antécédents rhumatismaux.

Céphalalgie, hémi-anesthésie partielle gauche avec parésie.

Battements du cœur fréquents, visibles.

Bruit présystolique distinct, absolument limité à la pointe à la partie inférieure du sternum près de son bord gauche, souffle systolique prononcé plus fort et plus rude que celui de la pointe.

Pouls 90, faible ; anorexie.

Matité cardiaque pas augmentée.

A la base deuxième bruit particulièrement claqué. Mort ; quelques jours avant on a entendu un frottement.

Le cœur pèse 11 onces 1/2. Le cœur droit est légèrement dilaté ; l'orifice tricuspide à bords arrondis et séparés comme s'il y avait là une vieille endocardite, n'admet que deux doigts.

Artère pulmonaire saine.

Oreillette gauche dilatée sans beaucoup d'hypertrophie ; le ventricule est plein de caillots dont l'un s'étend de l'orifice auriculo-ventriculaire jusque dans l'orifice des veines pulmonaires. La mitrale admet à peine le bout du petit doigt.

Tuberculose cérébrale et méningée.

Observation XLV (résumée)

Cryan. *Dublin Path. Soc.*, 20 avril 1872.

Sténose extrême des orifices tricuspide et mitral sans souffle présystolique.

Mary R..., 27 ans ; entre au St-Vincent's hospital avec les symptômes d'une lésion cardiaque avancée. Pas d'antécédents.

Femme petite, yeux saillants, très pâle, anxieuse.

Bonne santé jusqu'à six ans auparavant ; rhumatisme d'un mois ; deux ans après pour la première fois, palpitations, légère dyspnée, 9 mois avant l'entrée, toux, hémoptysies, œdème des malléoles le soir.

Augmentation de volume du foie ; urines rare, aménorrhée depuis 4 mois. Choc du cœur fort, étendu, assez irrégulier.

Pouls 90, petit, faible, irrégulier, contraste avec l'impulsion cardiaque. Ni thrill, ni frémissement.

A la pointe souffle systolique léger, propagé vers l'aisselle.

Pas de souffle à la base ; ni à l'extrémité inférieure du sternum, ni à l'extrémité sternale du 4ᵉ espace intercostal. Bruits aortiques faibles ; pulmonaires normaux.

Veines jugulaires externes gonflées ; la droite, peu variqueuse, mais sans pulsations. Dans les jugulaires internes pouls veineux systolique. Pas de battements, ni de souffle dans les artères du col.

Congestion pulmonaire double.

Mort 16 jours après l'entrée, en asystolie.

Pas de péricardite. Le cœur pèse 11 onces. Ventricule gauche normal. L'oreillette hypertrophiée, d'une capacité doublée. Veines pulmonaires dilatées.

L'orifice mitral n'admet pas le bout du petit doigt ; il est en forme de croissant à bords durs, irréguliers ; insuffisant. Les cordages tendineux sont très altérés.

Valvules aortiques suffisantes, l'aorte est étroite.

Valvules pulmonaires saines, artère pulmonaire dilatée.

Ventricule droit un peu hypertrophié et dilaté ; l'orifice tricuspide admet à peine l'index ; ses valvules sont opaques, un peu épaissies, non calcifiées.

L'oreillette droite, comme la gauche d'une capacité doublée.

Observation XLVI

In B. Fenwick. *Transact of the Lond. Path. Soc.*, 1881.

Collection du Collège Royal des chirurgiens, n° 1542.

Femme de 33 ans.

L'orifice tricuspide admet environ deux doigts ; le mitral également. Les deux oreillettes sont excessivement dilatées, les valvules aortiques épaissies, opaques.

Observation XLVII

Peacock. *Valvular diseases*, in B. Fenwick, *loc. cit.*, 1881.

Femme de 32 ans. Rhumatisme aigu à 19 et à 30 ans.

L'orifice tricuspide a une circonférence d'environ 15 lignes ; l'orifice mitral admet le bout du doigt.

Valvules aortiques épaisses, insuffisantes.

Observation XLVIII

Peacock. *Eod. loc.*

Femme de 18 ans. Rhumatisme 18 mois avant.

Orifice tricuspide très rétréci et mitral encore plus.

Toutes les cavités sont hypertrophiées et dilatées.

Observation XLIX

London Hospital's Med. Register, 1874, in Fenwick, 1881.

Femme de 24 ans. Deux attaques de rhumatisme aigu.

Le cœur pèse 22 onces. Oreillette droite très dilatée.

Les orifices auriculo-ventriculaires admettent l'un et l'autre trois doigts.

Les valvules aortiques sont épaisses, insuffisantes.

L.   9

OBSERVATION L

TH. HAYDEN. *Transact of the Med. Soc. of the College of Physicians.* Dublin,
8 avril 1874.

Coïncidence de rétrécissements mitral et tricuspide.

Femme de 25 ans, admise au Mater Misericordiœ Hospital.
Rougeole grave à 16 ans ; pendant la convalescence accidents
à frigore ; depuis ne s'est jamais bien portée.

Respiration courte, étourdissements, palpitations. Crache-
ment de sang il y a 5 ans et depuis. Toux.

Règles d'abord irrégulières, puis totalement suspendues.

Œdème des jambes ; diminution des cuisses.

Cyanose des lèvres, des lobules de l'oreille ; conjonctives
congestionnées.

Veines du cou considérablement gonflées.

Pouls fréquent, incomptable à la radiale.

Œdème des deux bases pulmonaires. Ascite.

Matité précordiale étendue à droite. Impulsion du cœur
forte. Pointe à gauche du mamelon. A la pointe à la droite souffle présystolique bien net et rude.

A gauche du sternum à l'extrémité sternale du 5ᵉ cartilage
costal et dans la portion correspondante du 4ᵘ espace, souffle
isochrone au précédent beaucoup plus rude, empiétant sur le
grand silence.

*Hayden fait le diagnostic de double rétrécissement auriculo-
ventriculaire d'après ces signes.*

Mort avec gangrène des membres inférieurs.

Le cœur globuleux pèse 11 onces. L'orifice auriculo-ventriculaire droit est très rétréci, il admet l'extrémité du médius, les
valvules sont peu épaissies.

La mitrale est encore plus rétrécie et admet à grand peine
le bout de l'index.

L'oreillette gauche est très épaissie, très dilatée, ainsi que l'orifice des veines pulmonaires. Ventricule gauche très mince à la pointe ; épaisseur et capacité normales.

OBSERVATION LI

J. GUITERAS. *Philadelphia Med. Times*, 1874-75, p. 214.

Cas de lésion mitrale et tricuspidienne avec embolies.

Mary W..., 35 ans. Sa mère est morte d'une affection du cœur. Ni rhumatismes, ni syphilis.

Peu vigoureuse, a travaillé longtemps à la machine à coudre. Légères palpitations, épistaxis, bronchite. Jamais d'hydropisies. 3 semaines avant l'entrée, hémiplégie complète gauche, perte de connaissance ; depuis œdème de ce côté.

A l'entrée parole difficile, langue déviée à gauche.

Pouls radial presque absent.

Quelques battements du cœur distincts, suivis d'une série de pulsations rapides, avortées, impossibles à compter. Double souffle mitral.

Bientôt obstruction de l'artère fémorale ; gangrène, embolies cérébrales et pulmonaires. Mort.

AUTOPSIE. — Pointe dans le 5e espace, juste au dehors de la ligne mamelonnaire ; 2 infarctus du poumon droit. Cœur dilaté légèrement hypertrophié, surtout l'oreillette gauche. L'orifice mitral en entonnoir admet seulement le bout du petit doigt. Les valvules calcifiées et très rigides sont insuffisantes.

A la face auriculaire de la valve postérieure, ulcération d'origine athéromateuse, recouverte d'un caillot friable évidemment origine des embolies.

Valves de la tricuspide agglutinées par leurs bords, parfaitement flexibles donnant lieu à un léger rétrécissement avec insuffisance.

Embolies cérébrales avec ramollissement.

Observation LII (résumée)

Wharton Sinkler. *Philadelphia Pathological Soc.*, 10 sept. 1884.

Femme de 16 ans, rhumatisante.

Orifice tricuspide rétréci par adhérence de ses valvules.

Orifice mitral également rétréci.

On n'entend qu'un souffle présystolique et un systolique à la pointe.

Observation LIII (résumée)

Alex. Morrison 34 th. annuel meeting of the British Med. Associat. *Edinburgh* et *British Med. Journ.*, 21 août 1875.

Cas de lésion des valvules pulmonaires et tricuspides.

E. W. G. M., homme de 20 ans, faciès cardiaque, anxiété des raits. Scarlatine à l'âge de 5 ou 6 ans. Depuis l'âge de 8 ans affection du cœur.

Du côté maternel et paternel rhumatisme, phtisie, affections du cœur.

Jusqu'à 18 ans a pu remplir d'une façon satisfaisante les fonctions d'employé de banque ; à ce moment un exercice exagéré du jeu de cricket semble avoir détruit la compensation effectuée probablement par l'hypertrophie du cœur et les signes cardiaques deviennent menaçants.

Pouls : 78 à 44, régulier, petit.

Pulsations ondulatoires dans le creux sus-sternal, pouls veineux dans les jugulaires externes. Carotides : rien.

Voussure de la région précordiale.

Battement systolique visible depuis le 2e espace intercostal jusqu'en dessous du mamelon ; battement épigastrique bien net ; augmentation de la matité transversale du cœur ; frémissement cataire.

Souffle systolique près du bord gauche du sternum, en dedans et en dessous du mamelon.

Double souffle ayant son maximum au-dessus du 3ᵉ cartilage gauche, rude, râpeux, ne se propageant pas dans les gros vaisseaux, mais dans la direction de l'épaule gauche. Phénomènes angineux dans l'épaule et le bras droits.

Respiration rude, sans matité, ni râles.

Foie gros, albuminurie, urine presque supprimée.

Purpura principalement sur les jambes et les avant-bras ; très abondant autour des articulations ; moins marqué sur la moitié droite du tronc.

Un peu avant la mort, œdème passager de l'œil droit, de la moitié inférieure droite, du cuir chevelu ; moins à l'œil gauche,

Autopsie. — Valvules pulmonaires et tricuspidiennes très malades ; verrucosités, végétations.

Rétrécissement tricuspidien.

Ventricule et oreillettes droits dilatés ; cette dernière un peu hypertrophiée. Dans l'orifice auriculo-ventriculaire caillot fibrineux, un autre dans l'orifice pulmonaire étendu jusqu'à sa bifurcation.

Rien à la mitrale ni à l'aorte.

Ventricule gauche sans hypertrophie ; fibres musculaires saines. Congestion de tous les organes en amont du rétrécissement, légère effusion dans le péricarde.

Observation LIV (résumée) (1)

Givgensohn. *St-Petersburger medicin. Wochenschrift*, 9, 21 octobre 1876, nᵒ 32.

Insuffisance de la valvule tricuspide avec rétrécissement de l'orifice.

Michel Ekko, 62 ans, cocher ; depuis l'enfance palpitations, respiration courte, toux sèche.

(1) Même remarque que pour l'observation XLII.

Pas de rhumatisme, plusieurs traumatismes. Cyanose de la muqueuse des lèvres et du voile du palais.

Dans les fosses sus-claviculaires pulsations synchrones au pouls.

Respiration : 38 à 40 par minute.

Choc de la pointe : un demi-centimètre en dedans de la ligne mamelonnaire faible ; hypertrophie cardiaque à la percussion, extension de la matité bien au delà du bord droit du sternum.

Premier bruit mitral faible ; le deuxième plus accentué avec léger souffle empiétant sur le silence.

Bruits pulmonaires sourds, le second mal frappé.

Bruits aortiques plus clairs, le deuxième un peu râpeux.

En bas du sternum, au point d'auscultation de la tricuspide, souffle systolique faible, et souffle diastolique fort. Le premier est plus fort à droite du sternum ; le deuxième y diminue.

Veines jugulaires très dilatées ; pulsations systoliques.

OBSERVATION LV (RÉSUMÉE)

W. S. GREENFIELD. *London Path. Soc. Transact.*, 1876, vol. XXVII, p. 113.

Rétrécissement des valvules tricuspidienne et mitrale.

Caroline N..., 43 ans, jamais de rhumatisme, 2 fausses couches, 19 ans avant ; pendant vingt ans accès convulsifs.

Pas de syphilis à l'interrogatoire, ni à l'inspection.

2 mois avant bronchite légère, quelques vomissements. Depuis œdème de la face, des jambes. Douleur dans la poitrine, pas de toux ; 15 jours avant l'entrée, en se levant, paralysie du bras gauche sans perte de connaissance, ni convulsions. Parole un peu embarrassée. Peut marcher.

Pouls très petit, irrégulier, 96.

Hémiplégie incomplète gauche.

Augmentation de la matité cardiaque ; cœur irrégulier, frémissement à la pointe.

A la base souffle systolique bref et rude ; à la pointe et en dedans souffle bref et net présystolique.

Un jour en se levant la malade est prise de coma avec convulsion surtout du côté droit et meurt.

Cœur : 13 onces. Le ventricule droit se projette considérablement au delà du gauche à la pointe, le gauche petit semble seulement la moitié du précédent. Oreillette droite large, un peu conique, très dilatée, parois hypertrophiées.

Orifice auriculo-ventriculaire droit très rétréci par adhérence des bords valvulaires ; orifice en croissant 0,022 de long et 0,013 de large. Bords non végétants, non épaissis.

Oreillette gauche très dilatée, parois épaissies.

Orifice mitral très rétréci également par adhérence de ses valvules ; orifice ovalaire rigide, n'admettant pas le bout de l'index 0,018 sur 0,017, ne conduit pas directement dans le ventricule mais dans une sorte d'entonnoir formé par l'union des cordages tendineux et des valvules qui adhérent également aux parois ventriculaires ; à la partie inférieure, orifice étroit s'ouvrant au niveau de la paroi du ventricule.

D'en bas les cordages tendineux et la valvule apparaissent comme une masse solide demi-cartilagineuse.

Cavité ventriculaire très petite ; parois minces.

Orifice aortique normal.

Foie syphilitique type.

Thrombus de l'artère basilaire et de ses branches.

Ramollissement des 2/3 antérieurs du noyau caudé et de la partie antérieure et supérieure de la couche optique.

Observation LVI

Duroziez. *Union méd.*, 10 janv. 1878, et *Soc. de méd. de Paris*, 10 novembre 1877.

Rétrécissement de la mitrale. — Rétrécissement et insuffisance de la tricuspide. — Insuffisance aortique. — Choc veineux présystolique. — Infarctus multiples (l'un d'eux pierreux), — Pleuro-pneumonie rhumatismale antérieure.

Masse, femme de 21 ans, entre le 10 septembre 1877 à l'Hôtel-Dieu, service de M. Frémy.

A 9 ans, chorée durant deux ans, depuis n'a plus pu courir ; palpitations, douleurs dans la région stomacale. Peu d'épistaxis. Réglée à 19 ans, jusqu'en mai 1877. Bronchite avec pleurésie. En juillet, première attaque de rhumatisme articulaire aigu ; entre en septembre à l'Hôtel-Dieu pour une nouvelle attaque.

Le 3 octobre se plaint encore beaucoup. Reste difficilement étendue. Teinte plombée, cyanosée, lèvres violacées. Pouls 112, régulier, développé. Respiration à 60.

Cœur sous la main ; pas de frémissement. Claquements bien frappés, assez forts. Pas de rythme de rétrécissement mitral. Souffle au premier temps.

25 octobre. Rétrécissement mitral : pouls assez fréquent ; quelques irrégularités. La malade se plaint toujours beaucoup ; elle est un peu bouffie.

Bruit diastolique mitral net, rythme à deux temps. En avant à gauche, râles sous-crépitants abondants. Pas d'albumine. Battements veineux du cou très accentués. Le choc veineux précède très nettement le choc carotidien, il est précédé lui-même de mouvements très nets ; il n'y aurait pas ici de pulsation veineuse produite par la systole ventriculaire.

2 novembre. Toujours très pâle, se plaint toujours de son côté gauche.

Pas de bruit présystolique net. Double souffle à gauche et à droite, au 1er et au 2e temps. A droite, souffle au 1er temps.

Même battement veineux. Pouls carotidien faible et régulier.

7 novembre. Étouffements plus forts ; double souffle mitral ronflant, souffle en jet de vapeur à droite.

Le rythme n'a jamais été celui du rétrécissement mitral pur (1).

Mort à une heure de l'après-midi.

AUTOPSIE. — Un peu de liquide péritonéal et péricardique.

Cœur un peu plus gros que normalement par suite du développement des oreillettes ; ne contient que quelques coagulations glutineuses.

Oreillette droite présente une surface péricardique chagrinée ; sa cavité est très dilatée, sa paroi très épaissie.

Tricuspide très altérée, épaissie, bordée de végétations ; l'orifice ne laisse passer qu'un doigt. L'insuffisance valvulaire est manifeste sous l'eau.

Ventricule droit de dilatation à peu près normale ; parois un peu épaissies. Orifice et artère pulmonaire normaux. Oreillette gauche très dilatée, parois épaissies à sa face interne, endocardite aiguë.

Mitrale très épaisse, bordée de végétations, en entonnoir ; l'orifice n'admet que le petit doigt, un pois y passerait à peine. Cordes très épaisses et très courtes ; muscles papillaires partiellement fibreux.

Ventricule gauche un peu hypertrophié ; étroit, surtout dans sa partie auriculaire.

Sigmoïdes aortiques bordées de végétations rendues insuffisantes par deux trous gros comme des têtes d'épingles.

Poumons surtout à gauche : trace de pleurésie. Moitié supérieure du poumon gauche rude et dense ; c'est de la pneumonie rhumatismale. Gros infarctus à gauche, l'un transformé en une bille crétacée, dure. Pas de tuberculisation. Infarctus de la rate et du rein. Foie muscade.

(1) Ce cas a été considéré par Duroziez comme une forme de rhumatisme viscéral généralisé.

Observation LVII

Ch. Leroux. *Soc. anatomique*, 1877, p. 64!

Rétrécissement et insuffisance de la mitrale et de la tricuspide.

Homme de 24 ans. Jamais de rhumatisme ; pas d'antécédents. Signes ordinaires de rétrécissement mitral avec insuffisance.

Bruits de souffle aux foyers du cœur droit, mais on les rapporte au cœur gauche.

4 à 5 mois avant l'entrée on a constaté des battements systoliques des veines jugulaires et un soulèvement systolique du foie.

L'orifice tricuspide rétréci est triangulaire : 0,012 à 0,015 m. Valves dures, adhérentes.

Observation LVIII

A. Pearce Gould. *London Path. Soc. Transact.*, vol. XXVIII, 1877, p. 50.

Lésion des valvules tricuspide, mitrale, et aortique.

Femme, 42 ans. Jamais de rhumatisme aigu, mais sujette à de légères douleurs rhumatismales ; pendant deux ans, dyspnée, bronchite. Pendant son séjour, cyanose, anasarque.

Pointe du cœur déplacée à gauche, battements faibles, irréguliers. Frémissement systolique et présystolique. Souffle systolique à la pointe à gauche, un autre à droite de la pointe, un troisième plus intense à la base.

A deux reprises on entendit un souffle présystolique à la pointe et un diastolique à la base.

Veines jugulaires très distendues, régurgitation, pouls fréquent, petit, irrégulier.

Autopsie. — Peu de liquide dans le péricarde. Le cœur est très élargi à droite. L'auricule est très distendu par de vieux caillots.

Oreillette droite très dilatée et hypertrophiée. Orifice auriculo-ventriculaire droit rétréci, admet à peine le petit doigt, les segments de la tricuspide adhérents sont peu épaissis, racornis. Ventricule droit dilaté et hypertrophié forme la pointe du cœur.

Valvules pulmonaires saines.

Oreillette gauche dilatée et hypertrophiée. Orifice mitral très rétréci, n'admet pas le bout du petit doigt, segments valvulaires également adhérents très malades ainsi que les cordages. Ventricule gauche ni dilaté, ni hypertrophié. Valvules aortiques épaissies, orifice rétréci. Aorte saine. Liquide dans les deux cavités pleurales, adhérences aux deux bases. Emphysème.

Petit rein, avec adhérence des capsules.

Observation LIX

PEARCE GOULD. *Ibid.*

Cite à la fin de l'observation précédente un autre cas observé parmi les malades de chirurgie de l'University College Hospital, de rétrécissement tricuspide associé avec une affection des valvules aortiques et mitrale.

Observation LX (RÉSUMÉE)

W. EWART. *London Path. Soc. Trans.*, v. XXIX, p. 52, 1877.

Large caillot d'agonie remplissant l'oreillette gauche dans un cas de rétrécissement tricuspidien et mitral.

Femme, 37 ans, morte au St-George's Hospital.

Rhumatisme à 21 et à 26 ans ; après 2e attaque palpitations, respiration courte, œdème des jambes. Toux, hémoptysies.

Hypertrophie du cœur ; souffle systolique distinct, maximum à la pointe, affaiblissement des bruits du cœur.

Cyanose, absence du pouls radial.

Poumons congestionnés, infarctus. Dans les reins, vieux infarctus cicatrisés.

Oreillette droite très distendue par des caillots mous, remplissant également le ventricule droit ; le gauche légèrement hypertrophié était vide. Orifice tricuspide très rétréci, valvule mitrale encore plus.

Oreillette gauche normale , pleine de caillots se prolongeant jusque dans les veines pulmonaires.

Observation LXI

Chiotti. *Il Morgagni*, février 1879, *Revue des Sc. Médicales*, p. 541, t. XV.

Sur un cas rare de maladie du cœur.

Femme, 30 ans ; rhumatisme subaigu, endocardite.

Bruit systolique fort, rude, plus intense à la pointe et à la base, existant également à droite du sternum et en bas, diminuant sur le trajet de l'aorte où le second bruit est peu net. Œdème généralisé.

Cœur très volumineux, surtout le ventricule droit, dilaté, à parois et colonnes charnues épaissies.

Tricuspide racornie et épaissie, permet à peine d'introduire l'indicateur.

Valvules pulmonaires épaissies, mais suffisantes.

Oreillette gauche dilatée, l'orifice mitral admet à peine le petit doigt. Valvules aortiques épaissies et racornies.

Pas de réflexe du sang dans les jugulaires.

Pas de bruit présystolique. Pas de diagnostic.

Observation LXII

Havage. *Soc. anatomique*, 11 juillet 1879.

*Rétrécissement de l'artère pulmonaire et épanchement péri-
cardique abondant. — Absence de tuberculose pulmonaire.
— Foie cardiaque. — Néphrite mixte.*

Femme de 44 ans, non rhumatisante. Pas de maladies graves
dans ses antécédents, ni alcoolisme, ni syphilis.

Depuis quelques années, toux ; respiration un peu courte.

A l'entrée cyanose très prononcée de la face et des extrémités.
Dilatation des jugulaires sans pouls veineux.

Pouls petit, fréquent, inégal. Assez régulier.

Matité précordiale plus étendue que normalement, surtout
dans la direction du cœur droit.

Battements cardiaques très faibles, entendus seulement au
creux épigastrique couverts par un bruit de souffle dont la pré-
cipitation des bruits du cœur empêche de déterminer le foyer.

Œdème assez étendu des membres inférieurs.

Signes d'emphysème, bronchite, congestion des bases des
deux poumons.

Plus tard on reconnaît que le souffle est systolique et à la
pointe.

Mort avec ascite, albuminurie.

Autopsie. — Péricarde, environ 900 gr. de liquide. Cœur
pèse 340 gr., forme un bissac par la dilatation des cavités droites. Pointe arrondie, formée en entier par le ventricule droit.

Mitrale et aorte saines, un peu d'athérome aortique.

Ventricule droit, épaisseur : 0,01 1/2 ; gauche : 0,01.

Infundibulum d'artère pulmonaire allongé et rétréci : 0,03 de
long ; admet l'extrémité de l'index ; l'orifice lui-même une grosse
plume d'oie.

Orifice tricuspidien admet deux doigts ; bords blanchâtres,
valvules un peu épaissies.

Oreillette droite considérablement dilatée. Trou de Botal clos.

Poumon gauche atélectasié.

Ascite. Foie 1,200 gr., cirrhose cardiaque. Reins scléreux.

Remarque : Havage regarde le rétrécissement de l'artère pulmonaire comme congénital.

OBSERVATION LXIII

TALPADE. *Glasgow Path. and Clin. Soc.*, 13 mai 1879 et *British Med. Journ.*, 19 juillet.

Femme d'âge moyen ; 10 ans avant sa mort, rhumatisme aigu avec fièvre suivi de douleurs rémittentes précordiales avec hémoptysies occasionnelles. 7 mois avant, il apparut de l'œdème des jambes.

Entre avec grande dyspnée, faciès anxieux. 52 respirations.

Pouls fréquent, petit, mais régulier.

La pointe bat dans le 4e espace ; thrill précordial ; matité cardiaque mal délimitable.

Souffle présystolique ; maximum à la pointe, entendu également au foyer tricuspidien.

Orifice tricuspide en forme d'anneau ovale ne laissant passer qu'un doigt ; mitrale encore plus étroite. Aux deux orifices légères végétations sur la face auriculaire des valves.

OBSERVATION LXIV

CHARTERIS. *Lancet*, 27 septembre 1879, p. 466.

Rétrécissement mitral et tricuspidien. — Rhumatisme aigu dix ans avant. — Quatre grossesses. — Mort.

Femme 35 ans ; dix ans avant rhumatisme ; depuis souffrante, cependant se marie et accouche heureusement de quatre enfants.

Parfois menaces de rhumatisme, douleurs aiguës autour du cœur ; de temps en temps toux et manque de respiration.

7 mois avant l'admission et deux ans avant la dernière grossesse, œdème des jambes puis de l'abdomen et de la face, avec accès répétés de dyspnée, d'hémoptysies, de palpitation. 52 respirations. Albumine dans l'urine.

Cœur : 1° frémissement prolongé distinct à la main, présystolique ; 2° pointe au 4ᵉ espace intercostal ; 3° souffle présystolique maximum à la pointe ; 4° un souffle au même temps est également entendu à la partie inférieure du sternum, dans l'aire des bruits de la tricuspide.

Pas de gonflements ni de battement des vaisseaux du cou.
Mort subite.

Autopsie. — Cœur, 13 onces : orifices tricuspide et mitral n'admettant qu'un doigt. Mitrale épaissie ; réunion de ses segments ; verrucosités sur sa surface auriculaire, tricuspide épaissis, formant un anneau ovale.

Oreillette gauche dilatée, parois épaissies ; de même pour la droite.

Aux valvules aortiques quelques végétations, léger épaississement, quelques noyaux d'apoplexie pulmonaire.

Observation LXV (résumée)

Franz Tuczek. *Deutches Arch. f. Klin. Med.*, vol. 23, p. 302, 1879.

Hypertrophie et dilatation du ventricule gauche. — Hypertrophie du ventricule droit. — Endocardite généralisée causant une insuffisance avec rétrécissement de la tricuspide. — Rétrécissement et insuffisance mitrale ; peut-être un peu de rétrécissement aortique.

Femme de 37 ans, entre le 30 janvier 1878. Toujours délicate. A 11 ans perte de connaissance ; aphasie consécutive pendant plusieurs années ; hémiplégie droite ; deux ans après contractions dans le pied gauche.

A la puberté, chlorose ; à 17 ans, fièvre nerveuse ; inflammation cérébrale et médullaire. A 21 ans, se marie ; après une forte frayeur, palpitations subites ; le lendemain une tuméfaction se forme dans la région cardiaque, s'étend jusqu'à droite et disparaît entièrement après quelques semaines : depuis, palpitations, dyspnée, toux fréquente.

Jamais de rhumatisme ; un enfant à 25 ans ; depuis, 11 fausses couches, 5 semaines avant l'entrée embolie de l'artère centrale de la rétine, cécité.

Entre avec les mêmes symptômes, frissons, contractions continuelles involontaires du pied droit.

34 respirations, au cou légère ondulation veineuse.

Choc du cœur, senti dans le 6e espace intercostal gauche en dehors de la ligne mamillaire ; parfois frémissement léger. Battements épigastriques. Irrégularités de temps en temps.

Matité cardiaque surtout augmentée transversalement. A la pointe souffle systolique rude à maximum dans le 4e espace en dedans du mamelon, disparaissant vers le sternum.

Bruits aortiques et tricuspidiens purs ; deuxième bruit pulmonaire accentué.

Pouls radial petit, dépressible (104), quelques irrégularités. Rien dans l'urine.

Cyanose, puis du 1er au 2 avril douleur subite avec perte de sensibilité dans le bras droit devenant froid, sans pouls radial. Mort.

Autopsie. — Le cœur est surtout agrandi transversalement. 0,13 de la pointe à l'origine des gros vaisseaux, dans la plus grande largeur 0,10 et 0,15.

Pointe formée par le ventricule gauche.

Cœur droit vide, pas dilaté ; parois épaissies jusqu'à 0,8 à la base ; orifice auriculo-ventriculaire droit très rétréci, admet un doigt ; extrémités de la tricuspide épaissies, réunies en partie, cordages tendineux raccourcis. Circonférence de l'artère pulmonaire juste au-dessus des valvules 0,07 1/2.

Ventricule gauche agrandi, transversalement épaissi.

Orifice auriculo-ventriculaire gauche ne laisse passer qu'une sonde de petit calibre. Valves épaissies, fusionnées, en partie ossifiées. Végétations sur le bord libre et les parois de l'oreillette.

Valvules aortiques un peu épaissies, rigides, aorte 0,06 1/2. Myo-endocardite légère.

OBSERVATION LXVI

London Hospital Medical Register 1880 ; in B. FENWICK. *Lond. Path. Soc.*, 1881.

Femme, 48 ans. Rhumatisme aigu.
Orifice tricuspide et mitral très rétréci.
Péricardite récente ; insuffisance aortique.

OBSERVATION LXVII

J. PEARSON IRVINE. *Transact. Path. Soc.*, 1881, n° 79. (Communiquée en 1880.)

Rétrécissement aortique, mitral et tricuspide — Dans l'oreillette gauche caillot solidement organisé ne laissant qu'un étroit canal pour le sang.

Femme, 37 ans, faible depuis l'enfance, a toujours souffert de dyspnée, pas de rhumatisme, 6 ans avant la mort, troubles cardiaques.

Œdème des membres inférieurs, ascite, ictère léger. Urines rares, bilieuses.

Cœur irrégulier, pointe dans le 5° espace sur la ligne mamelonnaire, impulsion faible.

Double souffle systolique l'un à la pointe, avec un souffle diastolique moins prononcé.

Autre souffle systolique à maximum au niveau du ventricule droit, un autre à la base faible.

Frémissement accompagnant le deuxième bruit qui a son maximum un peu au-dessus de la pointe.

Pouls irrégulier, intermittent.

Après quelques semaines, changement considérable des symptômes généraux et des signes physiques.

Souffle systolique plus prononcé ; à la base, à la pointe et le long des gros vaisseaux.

D'abord amélioration considérable par le traitement, puis mort en asystolie,

Autopsie. — Hydrothorax considérable. Infarctus pulmonaire à droite et à gauche.

Congestion des organes, ascite considérable.

Cœur. — Ventricule gauche, moyenne hypertrophie, parois graisseuses. Valvules aortiques épaissies, rétrécies.

Oreillette gauche légèrement dilatée, remplie d'un caillot stratifié qui avait dû nécessiter plus d'un mois pour se former, partiellement organisé, constituant une extension des vaisseaux pulmonaires à travers l'oreillette jusque dans le ventricule gauche, en un mot ceux-ci se rejoignaient dans l'oreillette gauche et suivaient un canal étroit, vasculaire jusque dans le ventricule à travers l'orifice mitral rétréci.

Cœur droit : artère pulmonaire saine. Ventricule droit dilaté. Toutes les valves de la tricuspide malades prouvent que l'obstruction avait été grande à ce niveau.

Veine cave inférieure et supérieure très dilatée, ainsi que l'oreillette droite ; dans l'auricule vieux caillots évidemment origine des infarctus (1.)

Observation LXVIII

J. Garel. *Rev. mens. de méd. et de chirurgie*, p. 864, 1880.

Note sur un cas de tumeur de la valvule tricuspide.

Homme 51 ans ; pouls assez ample, non dicrote.

Œdème des membres inférieurs 7 jours avant la mort. Pouls veineux (2) des jugulaires.

(1) Irvine penche vers l'opinion d'une origine congénitale.
(2) Voir le tracé sphygmographique du pouls veineux, p. 73.

Un peu d'exagération du 2⁰ bruit à droite du sternum, au niveau de la base, dans le deuxième espace intercostal. Absence de signes stéthoscopiques.

Mort de pneumonie chronique lobaire.

Autopsie. — Cœur flasque, de volume normal, rien dans le cœur gauche. Ventricule droit petit, végétations sur les faces supérieures de la valvule tricuspide. Sur la valve la plus rapprochée de l'orifice pulmonaire petite tumeur irrégulière en champignon ou en chou-fleur, occupant l'orifice tricuspide, le rétrécissant en faisant saillie dans le ventricule droit, surface fort irrégulière, généralement jaunâtre, sauf quelques points. Sur certains, fibrine récemment déposée.

D'après l'examen de MM. Chandelux et Renaut, cette tumeur est un hématome valvulaire en voie de calcification et de transformation fibreuse.

M. Lépine n'a entendu qu'un renforcement du deuxième bruit à la base.

Observation LXIX

Du Castel. *Soc. anatomique*, 7 janvier 1881.

*Rétrécissement avec insuffisance mitrale du deuxième
tricuspidien.*

Ancien rhumatisant.

A l'autopsie les deux ventricules sont considérablement hypertrophiés.

A gauche rétrécissement mitral conique, infiltration calcaire des parois du cône, fente de 0,012 de diamètre. Orifice aortique de 0,08. Sur les sigmoïdes franges de végétations. Tendons des piliers très épaissis.

Orifice pulmonaire normal 0,09, valves un peu épaissies. Valves tricuspidiennes soudées ensemble formant un cône dont l'orifice le plus large est formé par un anneau normal non altéré. L'orifice du sommet du cône a 0,06 1/2 de circonférence. La valvule est insuffisante. Aorte athéromateuse.

Viscères sans altérations notables.

OBSERVATIONS LXX ET LXXI

BEDFORD FENWICK. *Transact. of the London Path. Soc.*, 1881, vol. XXXII, p. 48.

Deux cas de rétrécissement extrême de l'orifice tricuspide.

1° Servante de 29 ans; bonne santé jusqu'à 18 ans, alors rhumatisme aigu dont elle paraît bien guérie. Un jour portant un enfant un peu lourd, prise de douleur dans le côté gauche subite avec vive dyspnée qui persista depuis à la moindre fatigue. En 1878 entre à l'hôpital pour une jaunisse ayant à la pointe un souffle présystolique, à la base une légère sibilance.

La même année, deuxième rhumatisme aigu.

L'année suivante troisième attaque : souffle de la pointe systolique rude et fort, à la base souffle-systolique intense, aigre ; autres symptômes cardiaques à peu près stationnaires.

En 1880 on constate en plus que le souffle présystolique n'est plus localisé à la pointe qui bat en dehors du mamelon gauche, mais s'entend également sur une large surface et très distinctement au bord du cartilage xiphoïde.

Champ de la matité cardiaque augmenté, allant jusqu'au bord droit du sternum. Battements forts.

Frémissement bien net à la pointe et dans le 4e espace gauche.

Cyanose, grande dyspnée, toux, distension des jugulaires. Pouls faible, très lent (42), intermittent, irrégulier. Température au-dessous de la normale.

AUTOPSIE. — Bronchite capillaire. Cœur : très hypertrophié, dilatation extrême de l'oreillette droite, des ventricule et oreillette gauche.

Orifices mitral, tricuspide, aortique très épaissis et rétrécis.

Foie muscade, gros. Reins et rate très congestionnés.

2° Servante de 26 ans. Depuis un rhumatisme aigu à 23 ans santé jusque-là bonne, altérée : dyspnée, toux, palpitations allant toujours en augmentant.

Entre avec cyanose, anasarque, ascite.

Matité cardiaque très augmentée, en carré, s'étend au bord droit du sternum; point d'impulsion juste au-dessous du mamelon et sur la ligne.

Thrill présystolique bien net perçu sur la plus grande partie du champ cardiaque, surtout à droite du mamelon; souffle présystolique intense, maximum à droite. Le Dr S. Fenwick remarqua que le maximum d'intensité oscillait d'un côté à l'autre, jamais égal des deux côtés du cœur à la fois.

Irrégularités de temps en temps.

Pouls radial petit, fréquent (96), assez régulier.

Urine un peu albumineuse. Température normale.

Distension bien marquée des veines jugulaires.

Autopsie. — Péritonite chronique.

Poumons carnifiés par la pression du liquide pleural.

Foie gros, muscade; capsule très épaissie.

Congestion de tous les viscères.

Cœur : très élargi, poids 17 onces. Oreillettes très dilatées, surtout la droite. Ventricules dilatés et hypertrophiés.

Valvules aortiques épaissies. Mitrale contractée en une fente ovoïde étroite : avec des bords très épais.

Tricuspide très altérée; bords des valvules si adhérents qu'elles formaient une sorte de rideau étendu entre l'oreillette droite et le ventricule; au centre petit orifice.

Observation LXXII (résumée)

P. Blocq. *Publications du Progrès médical*, 1881.

Note sur un cas de rétrécissement des deux orifices auriculo-ventriculaires.

L... A..., journalière, 27 ans ; une seule attaque de rhumatisme polyarticulaire aigu de deux mois de durée 9 ans avant. Début des troubles cardiaques 5 mois avant d'entrer avec des phénomènes d'asystolie à Tenon.

A la pointe souffle rude, prolongé, couvrant le premier temps.

Mort par asphyxie.

Autopsie. — Poumons farcis d'infarctus. Foie muscade. Reins cardiaques.

Péricarde : peu de sérosité, sans adhérences.

Oreillette droite notablement dilatée, sans hypertrophie, parois lisses.

Valvule tricuspide, infundibuliforme du côté de l'oreillette ; entonnoir à sommet constitué par bord libre de valvule ayant 0,06 de long, laisse passer très difficilement deux doigts. Semé de 4 à 5 groupes de végétations, de la grosseur d'un grain de millet. Cordages tendineux légèrement raccourcis.

Ventricule droit dilaté sans hypertrophie ; valvules pulmonaires indemnes.

Oreillette gauche hypertrophiée, pas dilatée ; paroi épaissie parsemée de taches blanchâtres.

Orifice mitral vu par l'oreillette ressemble à un entonnoir, admettant à peine un tuyau de plume ; valve antérieure très épaissie, cordages tendineux raccourcis.

Valve postérieure presque accolée à paroi ventriculaire par la rétraction des muscles papillaires.

Valvules aortiques légèrement épaissies sans insuffisances.

Diagnostic de rétrécissement mitral avec insuffisance seul porté.

Observations LXXIII à LXXXVI

Norman Moore. *St-Bartholomew's Hospital report*, vol. XVII, 1881, p. 225

Cas de rétrécissement de la valvule tricuspide.

A propos du travail de B. Fenwick (voyez observ. LXX et LXXI) N. Moore publie les 13 cas suivants figurant depuis 1867 dans les statistiques de l'hôpital.

Obs. LXXIII. — 1868. — Femme de 35 ans ; valvules pulmonaires épaissies. Mitrale malade. Tricuspide rétrécie.

Obs. LXXIV. — 1870. — Femme, 23 ans ; tricuspide rétrécie, mitrale malade ainsi que l'aorte.

Obs. LXXV. — 1871. — Femme, 49 ans. Mitrale et tricuspide rétrécies ; lésion aortique.

Obs. LXXVI. — 1872. — Femme, 48 ans. Rétrécissement mitral, tricuspide. Lésion aortique.

Obs. LXXVII. — 1872 — Femme, 40 ans ; rétrécissement mitral et tricuspide avec lésion de l'aorte.

Obs. LXXVIII. — 1872. — Femme, 60 ans ; rétrécissement mitral et tricuspide ; aorte malade.

Obs. LXXIX. — 1873. — Femme, 53 ans ; rétrécissement tricuspide, lésions de la mitrale et de l'aorte.

Obs. LXXX. — 1875. — Femme, 28 ans ; lésions mitrale et aortique ; rétrécissement tricuspide.

Obs. LXXXI. — 1877. — Femme, 36 ans ; mitrale et tricuspide rétrécies.

Obs. LXXXII. — 1877. — Femme, 24 ans ; valvules pulmonaires épaissies ; mitrale et tricuspide rétrécies.

Obs. LXXXIII. — 1877. —Femme, 48 ans ; mitrale et aorte normales ; tricuspide rétrécie.

Obs. LXXXIV. — 1878. — Femme, 23 ans ; rétrécissement tricuspide et mitral ; lésion aortique.

Obs. LXXXV. — 1879. — Homme 19 ans ; mitrale et valvules aortiques altérées ; rétrécissement de la tricuspide.

Obs. LXXXVI. — 1881. — Garçon de 16 ans ; mort de péricardite, infarctus hémorrhagiques des poumons. Foie, rate, reins très engorgés.

Autres organes normaux.

Ventricule gauche légèrement hypertrophié ; quelques caillots adhérant à l'appendice auriculaire droit.

Tricuspide : valvules adhérentes ; orifice admettant à peine les extrémités de deux doigts ; tout autour du bord, nombreuses végétations minuscules ; les trois cordages sont très épaissis.

Valvule pulmonaire très suffisante ; à sa surface, petites végétations.

Mitrale admet à peine l'extrémité d'un doigt ; valves adhérentes, cordages très épaissis.

Oreillette gauche : divisée en deux, par une cloison transversale.

Trou ovale clos.

Valvules aortiques épaisses, insuffisantes.

Observation LXXXVII

P. Horrocks. *London. Path. Soc. Transact.*, 1881, p. 76, vol. XXXII.

Rétrécissement de la tricuspide et de la mitrale.

Femme 23 ans ; rhumatisme en 1866 ; scarlatine en 1869 ; deuxième rhumatisme en 1870 ; depuis la première, mal portante. Thrill et bruits présystolique et systolique à la pointe. Œdème des jambes, pendant les derniers mois, mort précédée d'ictère pendant quelques jours.

Cœur 12 1/2 onces ; symphyse cardiaque. Oreillette gauche très dilatée et amincie ; la mitrale en boutonnière n'admet que le petit doigt. Tricuspide de même forme, laisse passer l'extrémité de deux doigts.

Valvules aortiques saines.

Foie muscade ; congestion des autres organes.

Observation LXXXVIII

A. Boyce Barrow. *London Path. Soc. Transact.,* vol. XXXII, p. 74, 1881.

Rétrécissement des valvules mitrale et tricuspide, avec contraction des valvules aortique semi-lunaires chez un garçon de 14 ans.

Rhumatisme à 12 ans ; douze mois couché ; 6 mois avant la mort, deuxième attaque ; infirme depuis ; entre au King's College Hospital avec des douleurs dans la poitrine, toux, respiration courte.

Battements cardiaques précipités, impulsion forte, thrill présystolique. Matité précordiale augmentée à droite du sternum. Souffle présystolique et systolique s'entendant à la pointe et dans l'aisselle ; pas de souffle à la base, au début, mais environ deux mois après double souffle à la base. Pouls petit faible.

Autopsie. — Anasarque généralisée. Cyanose, distension du réseau veineux cutané.

Congestion de tous les viscères.

Cœur augmenté de volume : 13 onces. Pointe formée par les deux ventricules. Toutes les cavités sont distendues par des caillots décolorés plus abondants :

Ventricule droit très dilaté ; valvules de la tricuspide parfaitement unies, épaissies, laissant un orifice qu'in'admet que le petit doigt. Quelques végétations à la partie auriculaire. Ventricule gauche très dilaté ; très hypertrophié.

Mitrale à valves réunies ; orifice en boutonnière admettant le manche d'un scalpel. A la partie ventriculaire plaques calcaires, quelques végétations.

Valvules aortiques présentant également quelques végétations récentes.

Hypertrophie et dilatation des deux oreillettes, surtout de la gauche.

Observation LXXXIX

Robert E. Carrington. *Transact. Path. Soc. of London*, vol. XXX, p. 75, 1881.

Un cas de rétrécissement mitral et tricuspidien avec lésion concomitante des valvules aortiques.

Le cœur pèse 24 onces, il a sa forme normale.

Péricarde faiblement adhérent; striation fibro-graisseuse des fibres musculaires des ventricules, surtout dans les muscles papillaires de la mitrale, peut-être due à la péricardite.. Dilatation et hypertrophie de toutes les cavités.

Endocarde altéré surtout dans l'oreillette gauche et sur les valvules aortiques suffisantes.

Mitrale très épaissie, plissée, calcifiée ; pointes des muscles fibrillaires fibreuses. Orifice n'admettant que deux doigts ; en boutonnière un peu en haut, canaliculé un peu en bas. La tricuspide admet difficilement trois doigts ; la lésion y était évidemment de date plus récente que sur la mitrale.

Observation XC

J. Davezac. *Soc. d'anat. et de physiologie de Bordeaux*, 3 mai 1881.

Lésions complexes du cœur. — Rétrécissement mitral accompagné de rétrécissement avec insuffisance de la tricuspide. — Asystolie rapide. — Mort.

Femme 29 ans, brunisseuse, entre à l'hôpital St-André, service du Prof. Pitres.

A 11 ans première attaque de rhumatisme ; 2 mois au lit ; depuis jusqu'à 22 ans douleurs articulaires tantôt légères, tantôt forçant à garder le lit.

Réglée à 15 ans, mariée à 17, trois enfants. Après le troisième a commencé à sentir une oppression très forte ; au bout d'un mois hémoptysies ; réapparition des règles.

En 1878, pneumonie grave. Il y a près d'un an oppression très forte, jambes faibles. En 1880, après un accident, aggravation, le gonflement des jambes ne disparaît plus ; en 1881 le ventre grossit, palpitations violentes, douleurs précordiales aiguës. Entre avec ascite et anasarque.

Légère voussure de la paroi thoracique antérieure au niveau de la 3ᵉ côte. Choc violent ; pointe dans le 5ᵉ espace vers le mamelon. Pas d'extension de la matité.

Au niveau de la pointe soulèvement diastolique des plus nets se prolongeant pendant tout le grand silence, cessant brusquement au début de la systole ventriculaire. Au foyer tricuspidien souffle systolique assez rude ; à 0,05 en dehors du bord droit de l'appendice xiphoïde roulement diastolique, souffle systolique. Au niveau de l'appendice on n'entend plus que le souffle systolique, qui s'atténue à mesure que l'on s'écarte du sternum, à tel point qu'au niveau même de la pointe on ne perçoit plus que le roulement diastolique.

Pouls petit, fréquent, irrégulier. Pas d'exagération du pouls veineux, pas de gonflement notable des jugulaires. Urine rare très albumineuse.

On diagnostique un rétrécissement mitral avec insuffisance tricuspide.

Mort avec expectoration de l'apoplexie pulmonaire.

Autopsie. — Ascite, perihépatite; dans les plèvres un peu de liquide et d'adhérences ; légère péricardite.

Foie muscade. Rate dure. Infarctus pulmonaire.

Cœur distendu par les caillots, surtout les oreillettes. Sigmoïdes aortiques normales. L'orifice mitral admet à peine l'extrémité du petit doigt. Vu par l'oreillette il a la forme d'un entonnoir à parois constituées par les valves indurées et rétractées, percé d'une fente ovale de 0,012. Probablement pas d'insuffisance.

Oreillette gauche très dilatée ; épaisseur moyenne 0,002.

Ventricules droit et gauche à peu près de même consistance et épaisseur.

Oreillette droite aussi dilatée que la gauche; orifice tricuspide laisse à peine passer l'index ; par accolement des valvules entonnoir avec fente de 0,035 de long ; insuffisance.

Observation XCI (résumée)

Lépine. *Lyon médical,* 30 juillet 1882, p. 483.

Sur un cas de rétrécissement très prononcé de l'orifice auriculo-ventriculaire droit, existant avec une coarctation extrême de l'orifice auriculo-ventriculaire gauche.

Fille de 15 ans ; à 9 ans rhumatisme de toutes les jointures et musculaire ; depuis et surtout depuis 8 mois, palpitations.

Œdème malléolaire ; le moindre mouvement cause de l'oppression. Face bouffie, cyanose.

Pouls petit, filiforme, régulier : 120.

Œdème des membres inférieurs de l'abdomen, ascite. Foie énorme.

Cœur : voussure précordiale, pointe dans le 6ᵉ espace sur la ligne mamillaire ; frémissement présystolique.

Souffle un peu rude, isochrone au frémissement, perçu à la palpation, se continuant avec un souffle doux commençant au moment du choc de la pointe et durant pendant toute la systole ventriculaire.

A la base mêmes bruits, mais plus faibles.

Veines du cou engorgées, sans pouls veineux.

Diagnostic. — Rétrécissement mitral avec insuffisance. Submatité, râles sous-crépitants abondants aux deux bases, surtout à droite.

Urine peu abondante, très albumineuse. Mort par asphyxie.

AUTOPSIE.—Cœur 280 gr.; l'augmentation de volume porte exclusivement sur le ventricule droit à parois très hypertrophiées. Oreillette droite vraiment colossale, triple de l'état normal ; développement insolite des colonnes charnues.

Oreillette gauche très volumineuse, ventricule gauche atrophié, moitié de sa capacité ordinaire, paroi également épaisse. Atrophie des muscles papillaires ; tendons tous soudés ensemble.

La mitrale forme un entonnoir fibreux avec pertuis à bords rigides, ovalaire, grand diamètre transversal de 0,006, petit diamètre antéro-postérieur 0,005.

Endocardite par places surtout dans l'oreillette gauche. Les trois valves de la tricuspide soudées constituent un orifice ovalaire, un peu irrégulier, laissant passer un index de grosseur ordinaire, vu la non-rigidité de la valvule il n'y a peut-être pas d'insuffisance tricuspide comme il y en a une à la mitrale.

Foie gros, muscade, îlots cirrhotiques. Néphrite mixte.

Rate grosse, dure. Poumons congestionnés.

Observation XCII

Renaut. *Soc. des sc. méd. de Lyon* et *Lyon méd*. 1882, p. 379.

Femme morte avec les signes ordinaires de l'asystolie, sans pouls veineux et sans gonflement exagéré du foie.

Oreillette droite très hypertrophiée ainsi que ses colonnes charnues, pas d'endocardite. Rétrécissement tricuspidien produit par une sorte de tendinite chronique des attaches de la valvule.

A gauche l'oreillette atrophiée présentait une endocardite cause d'un rétrécissement mitral.

Pas de tubercules pulmonaires. Double symphyse pleurale avec points de cirrhose pulmonaire.

Observation XCIII

D. J. Leech. *London Path. Soc. Transact.*, 1882, vol. XXXIII, p. 102.

Énorme dilatation de l'oreillette droite sans augmentation correspondante du diamètre des autres cavités du cœur. — Rétrécissement mitral et tricuspide.

Femme 42 ans ; rhumatisme à 15 ans. Pas de maladies jusqu'à 33. Palpitations, œdèmes.

Quatre ans avant la mort on diagnostiqua un rétrécissement mitral avec hypertrophie du cœur.

L'année avant la mort, souffle diastolique mitral ou présystolique ; pas de souffle systolique jusqu'à quelques semaines avant la mort. En trois occasions souffle présystolique à la pointe du sternum et souffle diastolique à la base.

Après la mort, oreillette droite très dilatée ainsi que la gauche et un peu le ventricule droit; le gauche est presque normal.

Valvule tricuspide rétrécie, pas épaissie. Mitrale rétrécie, épaissie. La valvule aortique antérieure est dure, en partie calcifiée.

OBSERVATION XCIV

B. FENWICK. *London Path. Soc. Transact.,* vol. XXXIV, p. 35.

Femme 30 ans, mourante, dans un demi-coma.

32 respirations. Jugulaires très distendues, œdème des membres inférieurs, pas de cyanose nette.

Pouls 120, petit, compressible.

Pointe à un demi-pouce en dehors du mamelon dans le 5ᵉ espace, matité anormale à droite du sternum. Au niveau et au-dessus du cartilage xiphoïde sur un espace d'environ trois pouces carrés, thrill présystolique, et sur cet espace une rudesse distincte, présystolique parfois, suivie d'un souffle systolique doux.

Au point correspondant au choc ventriculaire gauche et sur l'espace contigu, souffle présystolique distinct avec frémissement, puis souffle systolique bref.

Accentuation du deuxième bruit pulmonaire.

Matité hépatique augmentée ; pression costale douloureuse ; pulsations nettes.

Pendant la jeunesse, rhumatisme ; une sœur morte de maladie du cœur. Père mort d'une bronchite, la mère avec de l'œdème des jambes. Ne s'est jamais surmenée.

Mariée à 20 ans, 3 enfants, une fausse couche.

Tousse l'hiver pendant les 15 dernières années ; quelques mois avant la mort troubles pulmonaires, œdème des jambes, symptômes de catarrhe gastrique.

On diagnostiqua un double rétrécissement tricuspidien et mitral.

AUTOPSIE. — Cœur 12 onces ; oreillette droite très dilatée et hypertrophiée ; oreillette gauche également hypertrophiée, moins dilatée. Ventricules petits en comparaison. Muscle cardiaque sain, en systole.

Tricuspide très épaissie, valves adhérentes ; ouverture presque circulaire à bords fibreux durs, d'environ deux pouces 1/8 de circonférence, altération de l'endocarde et des cordages. Mitrale encore plus altérée, ne laissant entre elle qu'un espace admettant un couteau à papier à peine.

Valvules pulmonaires entièrement saines ; aortiques, épaissies, dures.

OBSERVATION XCV

DUGUET. *Soc. méd. des hôpit.*, 13 janvier 1882.

Rétrécissement de l'orifice artériel pulmonaire, non suivi de phtisie chez une rhumatisante. — Hémiplégie faciale. — Néphrite parenchymateuse mortelle.

Femme, 35 ans, une grossesse bonne à 27 ans ; à 33 rhumatisme articulaire subaigu, suivi de palpitations. Aménorrhée depuis 6 mois. Un mois avant l'entrée hémiplégie gauche avec douleur de la 5e paire.

Battements du cœur réguliers, pointe dans le 6e espace, au-dessous et un peu en dehors du mamelon. Frémissement cataire très prononcé à la région précordiale ; à la base souffle systolique râpeux, rude, surtout marqué à gauche du sternum ; un autre beaucoup moins fort et cependant rude à la pointe.

Pouls régulier, dépressible, à 120.

Cœur de volume à peu près normal ; pointe formée par le ventricule gauche. Oreillette droite dilatée, parois sensiblement épaissies. Ventricule droit notablement agrandi ; parois hypertrophiées 0,006 à 0,010.

Valvule tricuspide blanche, nacrée, tuméfiée sur ses bords libres, admet deux doigts. Cordages également plus gros et plus blancs.

Rétrécissement de l'infundibulum et de l'artère pulmonaire ; fente de 0,012 d'étendue.

Trou de Botal complètement fermé, physiologiquement, on

peut cependant introduire un gros manche de plume, ses valvules étant accolées et non soudées.

Orifice mitral notablement rétréci.

OBSERVATION XCVI

DUROZIEZ. Du rétrécissement très étroit de la tricuspide. *Union méd.*, 1883.

Raquillet, 31 ans, tapissière. Ni rhumatisme, ni fièvre de croissance. Fièvre typhoïde à 11 ans, très grave. Chorée de 14 à 21 ans. Depuis lors se fatigue par intervalles, palpitations, bronchite.

6 mois avant son mariage à 28 ans, hémoptysie pendant deux ou trois jours. 2 enfants. Fausse couche de 6 mois il y a 3 semaines. Ictère et ascite depuis sa fausse couche, jambes œdématiées depuis 15 jours.

Matité considérable à droite, beaucoup plus étendue à gauche et en haut.

Frémissement aux premier et deuxième temps.

Pas de souffle en jet de vapeur. Les bruits grondants diminuent ; il y a un prolongement au 2e temps.

Souffle léger au deuxième temps à l'orifice aortique ; en bas du sternum, bruit grondant au deuxième temps. Pas d'autopsie.

OBSERVATION XCVII

DUROZIEZ. *Eod. loc.*, 1883.

Homme de 64 ans (Soulier), concierge ; pas de renseignements détaillés, fréquentes bronchites, pas de rhumatisme articulaire aigu.

Il n'existe d'autre lésion qu'un rétrécissement de la valvule auriculo-ventriculaire droite ne laissant passer qu'un doigt à travers l'orifice.

L.   11

Pouls veineux. Souffle au premier temps en jet de vapeur, ayant son maximum au niveau du sternum, entendu sur une large surface.

OBSERVATION XCVIII (RÉSUMÉE)

C. COHN. *Deutsches Arch. f. klin. Med.*, vol. 34, p. 320, 1884.

Un cas de rétrécissement tricuspidien des plus prononcés avec infarctus multiples des poumons.

Femme 26 ans, servante, entre le 23 décembre 1882. Depuis 3 jours prise subitement de violentes douleurs de déglutition, douleur du cou, difficulté à respirer, toux, céphalalgie.

Traitée 3 ans avant pendant 3 mois pour un rhumatisme articulaire; pas d'autres maladies; depuis ce temps toujours des palpitations de cœur; gêne respiratoire, parfois œdème des extrémités inférieures.

Un peu de cyanose, muqueuses un peu pâles. A droite légère scoliose, dépression sternale. Rien à la respiration.

Cœur : Matité cardiaque commençant au bord inférieur de la 4e côte, ne dépassant pas le bord sternal gauche; à gauche dépasse la ligne mamillaire d'environ deux travers de doigt. A chaque impulsion cardiaque, notable secousse dans la moitié gauche du cœur. Pointe dans le 7e espace, encore sentie dans le 8e, choc fort.

A la pointe souffle systolique faible, un peu sifflant, présystolique au foyer de l'artère pulmonaire, également très notable à l'aorte. Battements des carotides.

La malade rentre une deuxième fois en 1883 avec un rhumatisme aigu depuis 7 jours, de la fièvre et une aggravation des phénomènes cardiaques.

Arythmie, pouls irrégulier. Souffle systolique intense à la pointe, un deuxième diastolique, diminuant dans les vaisseaux. Léger souffle systolique vers l'artère pulmonaire. Rien à l'aorte.

Le souffle systolique s'entend également au niveau de la tricuspide.

Pouls assez fort, mou, irrégulier.

Albumine assez abondante. Foie gonflé. Thrombose des artères de la cuisse gauche. Nombreuses hémoptysies. Mort dans le collapsus.

Autopsie (faite par Zenker). — Dans les poumons nombreux infarctus récents. Traces de pleurésie double. Hydrothorax moyen.

Foie muscade.

Cœur peu gros, traces d'ancienne péricardite. Largeur 0,11 à la base, longueur 0,11.

Ventricule droit très dilaté et hypertrophié, surtout dans l'infundibulum. Endocarde presque partout normal. .

Orifice tricuspide en forme de fente, ne laisse passer que le pouce. Les pointes réunies forment un diaphragme en anneau ; peut-être n'y avait-il pas d'insuffisance.

Cordages très hypertrophiés. Ventricule vide de caillots.

Orifice pulmonaire normal.

Grande dilatation avec hypertrophie de l'oreillette droite ; de ce côté l'orifice tricuspide est oblique, ovalaire, à bords lisses ; le bord postérieur surtout de l'orifice est taillé à pic. Valvules entièrement adhérentes, renversées vers le ventricule.

Ventricule gauche pas dilaté, normal.

Orifice mitral n'admet que le bout du petit doigt jusqu'à moitié de l'angle. Valves fusionnées, presque tous les tendons épaissis. Trou ovale fermé.

OBSERVATION XCIX

J. BARR. *Liverpool Med. Chir. Journ.*, 1884, IV, p. 392 (1).

Rétrécissement des orifices tricuspide et mitral.

(1) Il nous a été impossible de nous procurer cette observation.

Observation C

Lubet-Barbon. *Soc. anat.*, 6 juin 1884.

Lésions multiples des orifices du cœur en dehors du rhumatisme.

Femme de 40 ans, 3 ans avant suppression des règles, œdème malléolaire pendant quelques jours, revenant par la fatigue.

Palpitations, bronchites fréquentes.

Pas de rhumatisme.

Il y a 3 semaines, après émotion et refroidissement, redoublement des palpitations, angoisse précordiale, œdème continu.

Dyspnée, cyanose, asystolie.

Cœur désordonné, double souffle à la pointe, un au foyer de la tricuspide. Pouls veineux des jugulaires. Albuminurie notable. Pleurésie droite. Mort.

Autopsie. — A droite pleurésie, œdème et congestion du poumon, gros noyau d'apoplexie pulmonaire.

Rate sclérosée. Foie cardiaque, dilatation considérable des veines sus-hépatiques. Néphrite interstitielle.

Péricardite. Oreillette droite dilatée, presque du volume du poing. Tricuspide rétrécie, valves épaisses, sur les bords petits bourgeons d'endocardite, sigmoïdes pulmonaires normales.

Oreillette gauche un peu moins volumineuse que la droite, pas davantage de saillie des faisceaux musculaires, endocardite avec végétations. Mitrale rétrécie n'admet que les pointes d'un ciseau fermé ; un bourgeon sur la face auriculaire de la valvule en diminue encore le calibre. Canal rigide long de 0,01, formé par soudure des valves.

Orifice aortique avec des valvules transformées en plaques dures et épaisses.

Observation CI (résumée)

A. Chauffard. *Revue de Médecine*, 1884, p. 546.

*Un cas de rétrécissement tricuspide avec lésions valvulaires
complexes du cœur.*

Femme 28 ans, rhumatisante depuis l'âge de 10 ans, entre
en asystolie à son maximum d'intensité, avec un rhumatisme
polyarticulaire aigu peu douloureux.

Pas de pouls veineux des jugulaires ; seulement une stase
que le doigt refoule, sans pulsation du bulbe des jugulaires, ni
oscillation ascendante présystolique ou systolique.

Bruits d'engorgement pulmonaire rendant avec la dyspnée,
l'exploration difficile.

Cœur gros, hypertrophié et dilaté ; contraction sourde, pénible, incomplète, mal rythmée.

Deux foyers de bruits anormaux à la pointe, long bruit de
souffle profond, un peu sourd, également présystolique et systolique tendant à se propager vers la ligne axillaire ; autre bruit
de souffle plus superficiel, plus rude, prolongé et roulant au niveau de l'union de l'appendice xiphoïde avec le corps du sternum. (Le rapport n'a pas été recherché avec les pulsations
radiales et le choc du cœur, M. Chauffard ne peut affirmer qu'il
n'y ait eu également un souffle à la présystole.)

Mort par asphyxie en quelques jours.

Autopsie. — Dans les différents viscères, lésions secondaires
des vieux cardiaques. Infarctus pulmonaires à droite.

Cœur volumineux, globuleux, surcharge graisseuse.

Paroi ventriculaire gauche 0,01 1/2 d'épaisseur à sa partie
moyenne, véritable hypertrophie excentrique.

Ventricule droit mince, flasque, atrophié, comme ratatiné.

Orifices et valvules pulmonaires intactes.

A l'origine de l'aorte l'anneau fibreux sous-sigmoïdien est

épaissi et contracté ; valvules scléreuses, indurées, légèrement insuffisantes.

Valvule mitrale rétrécie et insuffisante ; les valves rigides, épaisses, soudées, forment un hiatus admettant à peine l'extrémité de l'index et attiré vers la pointe du cœur par rétraction des cordages tendineux qui s'y insèrent.

Oreillette gauche dilatée, cuboïde ; endocarde nacré.

Cœur droit : oreillette plus que triplée de capacité, de même pour l'auricule, parois fortement musculeuses, sillonnées de colonnes intriquées analogues aux piliers charnus des ventricules ; il y a contraste avec l'atrophie du ventricule droit.

La valvule tricuspide offre l'aspect typique du rétrécissement mitral avec régurgitation légère ; même infundibulum conoïde avec traction en masse vers la pointe ; même sténose à peine suffisante pour admettre l'index ; valvule transformée en un diaphragme épais, résistant ; au centre, fente étroite et rigide. Trou de Botal clos.

Caillots fibrino-cruoriques dans les cavités droites et surtout l'oreillette.

OBSERVATION CII

TORRES HOMEM. *Revista de Cursos*, Rio de Janeiro, décembre 1884. *Revue des sciences méd.*, 1886.

Un cas excessivement rare de rétrécissement isolé de l'orifice tricuspide.

Portefaix de 30 ans, rhumatisant, affection du cœur à la période d'asystolie.

Pouls petit ; jugulaires volumineuses sans vrai pouls récurrent ; matité précordiale augmentée, frémissement cataire.

Bruit de souffle rude, court, diastolique très franchement pendant les deux premiers jours et devenant présystolique le troisième ; son maximum est à la base de l'appendice xiphoïde avec propagation à droite du sternum.

On porte le diagnostic de rétrécissement tricuspidien sans insuffisance.

Mort dans le coma.

AUTOPSIE. — Rétrécissement de la tricuspide laissant difficilement passer l'extrémité du petit doigt et portant sur l'orifice et non sur la valvule.

Les autres orifices sont sains.

OBSERVATION CIII

J. BARR. *Liverpool Med. and Chir. Journ.*, 1885, p. 455.

Rétrécissement des orifices mitral et tricuspide.

Hémiplégie droite avec aphonie. Vieilles adhérences pleurales ; congestion passive ancienne chronique des poumons.

Rate, foie et reins congestionnés.

OBSERVATION CIV

R. G. HEBB. *London Path. Soc.*, 1885, vol. XXXVI; p. 145.

Homme, 32 ans, entre pour une lymphangite du bras.

Mort deux jours après de gangrène.

A l'entrée, souffle mitral bien marqué, bronchite, dyspnée très forte. Œdème des jambes avec fièvre, 15 jours avant la mort.

AUTOPSIE. — Péricardite suppurée ; les deux oreillettes très dilatées, leurs parois très hypertrophiées, ventricules très petits.

Rétrécissement des deux orifices auriculo-ventriculaires ; orifice mitral 1 pouce 1/8; orifice tricuspide 1 pouce 3/4.

Valves du côté droit minces, fibreuses; du côté gauche épaisses, calcaires.

Orifice aortique très rétréci par épaississement de ses valves.

Observation CV

Carrington. *London Path. Soc. Transact.*, vol. XXXVII, p. 171, 1886.

Hypertrophie et dilatation de toutes les cavités ; mitrale en boutonnière, formée une petite fente ; de même pour la tricuspide qui admet à grand peine trois doigts.

Pas de rhumatisme.

Observation CVI

Sharkey-Seymour. *London Path. Soc. Transact.*, vol. XXXVII, p. 170, 1886.

Rétrécissement des valvules aortiques mitrale et tricuspide.

Femme, 47 ans ; rhumatisme possible dans ses antécédents ? Pas d'autre maladie.

Pendant 10 ou 12 ans, souffle mitral, dyspnée, hydropisie progressive. Au niveau du mamelon gauche souffle systolique et présystolique ; on n'a rien entendu d'autre.

Autopsie. — Les orifices mitral et tricuspide admettent à peine le bout du petit doigt. Énorme dilatation de l'oreillette droite, remplie d'un caillot d'agonie. Les valves de la tricuspide forment des rideaux épais, ne laissant entre elles qu'une très petite fente.

Valvules aortiques épaissies, orifice très rétréci.

Pas de changements de dimension des ventricules.

Observation CVII

F. Leclerc. *Lyon médical*, 1887, n° 25, p. 247.

Sur un cas de rétrécissement de l'orifice tricuspide accompagnant le rétrécissement mitral.

B. Claude, 18 ans, guimpier, entre à l'Hôtel-Dieu le 10 mars 1887, service du Prof. Lépine.

Pas d'hérédité, pas de rhumatisme. A 9 ans fièvre typhoïde ; pendant la convalescence quelques accès de fièvre intermittente.

Depuis 2 ans dyspnée, toux, palpitations fréquentes ; il y a 6 mois anasarque, aggravée par le froid. Hémoptysie. A l'entrée orthopnée, cyanose. Ictère prononcé conjonctival et cutané. Anasarque, ascite.

Corps thyroïde anormalement développé. Pas de pouls veineux ; un peu de gonflement des jugulaires.

Foie volumineux. Peu de choses aux poumons, urines non albumineuses, rares.

Pouls petit, régulier (116).

Impulsion cardiaque moyenne. Cœur : bat à trois bons travers de doigt au-dessous du mamelon, un peu en dehors.

Frémissement systolique assez intense à la pointe, avec bruit diastolique et présystolique suivi d'un souffle systolique intense et un peu râpeux entendu dans toute la région précordiale sans propagation aux gros vaisseaux.

Cinq jours avant la mort, suffusion sanguine au scrotum, taches purpuriques très larges sur l'abdomen, plus fines sur le thorax et les membres supérieurs.

Eschare fessière. Mort avec urines bilieuses, un peu albumineuses, râles crépitants à une base, hémoptysies.

Le diagnostic avait été : maladie mitrale ; hypertrophie du foie ; infarctus pulmonaire gauche.

Autopsie. — Liquide pleural, péritonéal, péricardique.

Cœur : 400 gr. Oreillette gauche dilatée, infundibulum très allongé, au sommet orifice mitral n'admettant que la pulpe du petit doigt ; bords souples, soudure et épaississement des deux valves.

Aorte suffisante, petite.

Oreillette droite extraordinairement dilatée ainsi que l'auricule et l'orifice de la veine cave inférieure.

Ventricule droit épaissi, cordages rétractés, admet facilement le pouce, difficilement l'extrémité de deux doigts ; circonférence 0,09.

Orifice pulmonaire normal. Foie cirrhosé. Poumon droit carnifié, congestionné ; infarctus.

OBSERVATION CVIII

DYCE DUCKWORTH. *London Clin. Soc.*, 27 janvier 1888, et *British Med. Journ.*, 4 février.

Rétrécissement mitral et tricuspidien ayant présenté les signes physiques de l'insuffisance de l'artère pulmonaire.

Femme, 28 ans, entre au St-Bartholemew's Hospital avec hydropisie et dyspnée. Dans l'enfance scarlatine, ni rhumatisme, ni chorée. Dyspnéique dès l'âge de 14 ans, plus depuis quelque temps. Œdème des jambes depuis 3 mois, généralisé progressivement.

Pouls 120, à peine perceptible. Impulsion cardiaque diffuse. Pointe battant en dehors de la ligne mamelonnaire. Thrill présystolique au niveau du ventricule gauche ; matité cardiaque étendue dans tous les sens. A la pointe, souffle présystolique suivi d'un systolique que l'on entend également sur toute la région ventriculaire droite ; accentuation du deuxième bruit pulmonaire.

Foie augmenté de volume ; matité et crépitation aux bases des deux poumons. Urine rare, très albumineuse.

Jambes très œdématiées, purpura. Température au-dessous de la normale. Plus tard, on entend un souffle d'insuffisance à l'artère pulmonaire ; un deuxième foyer de thrill présystolique apparaît au niveau du ventricule droit, ainsi qu'un souffle présystolique faible dans le champ tricuspidien.

Succombe à une récidive après amélioration temporaire ; hémoptysies, ictère, accroissement de l'hydropisie et de la dyspnée.

AUTOPSIE. — Cœur, 24 onces, augmentation considérable de

toutes les cavités du cœur, ventricule droit très hypertrophié et dilaté. La tricuspide admet deux doigts.

Valvules pulmonaires peu altérées ; artère pulmonaire très dilatée. Orifice mitral en boutonnière. Cordages tendineux épaissis. Hépatisation à la base du poumon droit, pas d'infarctus.

Foie muscade. Reins et rate congestionnés.

Remarque. — A la suite de la communication précédente. M' Percy Kidd a dit avoir vu dans un cas de rétrécissement mitral et tricuspidien, de la cyanose avec souffle présystolique au niveau du ventricule droit à la partie inférieure du sternum ; *le diagnostic fut vérifié à l'autopsie ;* dans un autre cas avec la double lésion, la cyanose manquait.

M. Fowler a vu dans quatre cas de rétrécissement mitral et tricuspidien, tous les signes mentionnés par D. Duckworth.

OBSERVATION CIX (INÉDITE)

E. LEUDET.

Rhumatisme chronique ancien. — Rétrécissement simultané de la valvule mitrale et de la tricuspide.

Bourdet, Aimée, 30 ans, entre le 2 mars 1866 à l'Hôtel-Dieu de Rouen ; malade depuis longtemps.

Vers l'âge de 9 mois, atteinte de rhumatisme chronique des mains dont elle a été perclue, et qui a laissé à sa suite des déviations des doigts complètement aigus avec les métacarpiens. Articulations déformées. Cartilages altérés.

Depuis un an, symptômes d'affection cardiaque. Œdème général depuis 3 mois. A l'entrée orthopnée, extrémités un peu cyanosées.

Frémissement cataire vers la pointe du cœur avec souffle très fort râpeux au premier temps.

Pouls très petit ; râles sous-crépitants à la base de la poitrine

(8 sangsues appliquées le 2 mars sur le côté gauche du thorax), aucun soulagement.

4 mars. 120 pulsations ; 70 respirations.

Douleur dans le côté gauche de la poitrine, affaiblissement de la respiration, râles crépitants aux deux bases. Saillie du foie à trois travers de doigt au-dessous des fausses côtes droites ; un peu d'ascite.

Quelques crachats teintés de sang. (Chiendent nitré; calomel 3 paquets 0,20, vésicatoire à droite.)

Bruits du cœur devenus si rapides qu'il est difficile de les analyser. Peu de gonflement des veines du col.

5 mars. Même état, crachats brunâtres, sanglants, même dyspnée, pas de vomissements.

Mort le 6 mars.

Autopsie. — Œdème modéré des téguments surtout marqué aux membres inférieurs.

Dans chaque plèvre environ un litre de sérosité un peu citrine et jaunâtre sans aucun mélange de pseudo-membranes ou de flocons albumineux ; aucune injection des feuillets de la plèvre. Le sommet du poumon gauche était un peu engoué; son tissu un peu plus friable que normalement; néanmoins il n'y avait pas d'hépatisation ou de splénisation réelle, car un fragment plongé dans l'eau surnageait. A la partie inférieure et postérieure du poumon gauche, sorte de saillie horizontale de la largeur et de la longueur de l'indicateur, un peu brunâtre et constituée par une infiltration sanguine sans destruction du parenchyme. Cette pneumorrhagie était dans certains points un peu décolorée, dans d'autres entourée d'une couleur noirâtre marquée.

Dans le péricarde, environ une cuillerée à café de sérosité citrine, sans mélange de pseudo-membranes : sur la partie antérieure du ventricule droit, petit épaississement nacré : sur la paroi postérieure des oreillettes, dépôts blanchâtres, grenus beaucoup plus marqués et plus étendus.

Cœur considérablement augmenté de volume; *hauteur* : 1° du

sillon auriculo-ventriculaire à la pointe des ventricules, 0,12 ,
2° du sommet des oreillettes à la pointe du cœur. 0,17.

Circonférence au niveau de la base des ventricules 0,30.
Forme ordinaire ; la pointe était, pour la plus grande partie,
constituée par le ventricule droit. Pas de surcharge graisseuse
à l'extérieur.

Cavités inégalement dilatées. Ventricule gauche presque de
dimension normale ; hauteur 0,085 des valvules sigmoïdes à la
pointe. Paroi à la partie moyenne 0,013 ; à la pointe 0,008.
Ventricule droit très dilaté : hauteur 0,11. Paroi 0,004.

L'oreillette droite offrait une capacité relativement plus
grande encore ; hauteur 0,10, de l'orifice de la veine cave supérieure à l'orifice auriculo-ventriculaire. Paroi un peu plus épaisse.

Rien à l'endocarde, ni aux valvules sigmoïdes de l'aorte très
peu épaissies.

Valvule mitrale très altérée, permettant à peine d'introduire
l'extrémité de l'index. L'extrémité droite de la valvule était le
siège d'un épaississement fibreux interstitiel considérable,
constituant comme un gros noyau ; extrémité gauche beaucoup
moindre. Examinée du côté de sa face ventriculaire, la valvule
était d'un blanc jaunâtre ; les cordons tendineux confondus avec
la valvule qui s'insère presque directement sur le sommet des
deux colonnes charnues dont l'endocarde est très épaissi. Ces
colonnes charnues sont un peu moins volumineuses que dans
l'état normal.

Orifice de l'artère pulmonaire 0,09 ; valvules souples et saines.

Orifice auriculo-ventriculaire droit rétréci ; circonférence 0,09 ;
le bord libre de la valvule au lieu de former trois pointes forme
un arc assez régulier, un peu tranchant, formé par un épaississement de ce bord qui est blanchâtre et comme un peu nacré ; sur
les bords on remarque quelques glomérules de fibrine déposés.
La paroi interne de l'oreillette est également un peu épaissie.

Le ventricule gauche renfermait un caillot un peu fibrineux
mou ; le droit que du sang noirâtre.

La substance musculaire du cœur était rougeâtre, sans trace de dégénérescence graisseuse ou amylacée.

Dans la cavité péritonéale environ un demi-litre de sérosité citrine.

Foie un peu augmenté de volume; dépassant légèrement le rebord des fausses côtes; couleur noire, assez foncé, marbré de petits points et îlots réguliers jaunâtres.

A la coupe, le tissu était formé par une sorte de semis jaune et noir, résultant d'une congestion d'une partie du parenchyme associée à la dégénérescence cireuse et graisseuse d'une autre partie de son tissu. Un certain nombre des branches des veines sus-hépatiques étaient dilatées; beaucoup de branches de la veine porte au contraire atrophiées.

Rate plus volumineuse que normalement : cirrhosée.

Reins de volume normal, légèrement graisseux.

Observation CX (inédite)

E. Leudet.

Lésion de la valvule mitrale; rétrécissement simultané tricus-
pidien. — Embolie cérébrale consécutive.

Vernier, Marie-Emma, 37 ans, domestique, entre le 22 février 1870 à l'Hôtel-Dieu de Rouen, salle 2, n° 20.

Venue il y a 3 ans pour des vomissements surtout avant de manger. Il y a 2 ans, un mois après un accouchement, attaque d'hémiplégie droite complète avec perte de la parole, guérie au bout d'un mois.

Actuellement, éprouve de la douleur dans la jambe droite qu'elle traîne par moments. Par moments vertiges. Asymétrie de la face.

Jamais de rhumatismes articulaires.

Impulsion cardiaque un peu forte; déformation du sternum. Pas de frémissement cataire, redoublement du deuxième bruit principalement à l'orifice aortique. Souffle très net au 1er temps près de cet orifice.

Aucune dilatation des veines du col; pouls petit.

A remarqué la perte graduelle de la mémoire et quelquefois de la difficulté à trouver ses mots.

Jamais de crises hystériques, sensibilité à la piqûre.

Un peu de déviation de la luette.

Souvent prise de douleurs dans tout le côté droit du corps empêchant le travail pendant 8 jours.

Marche rapide difficile, forcée de s'arrêter en montant.

28 février. Jambe droite comme contracturée le matin, souffle au 1er temps léger vers la pointe, un peu d'exagération de la matité précordiale.

Au col pas d'impulsion artérielle, ni veineuse.

Fourmillements souvent dans les doigts de pieds.

(Vqq. Julep avec 2 gr. bromure de potassium.)

1er mars. Un peu de recrudescence d'oppression depuis deux ours. Révolutions cardiaques plus inégales, même dédoublement du 2e bruit du cœur. Céphalalgie; deux vomissements depuis avant-hier.

Douleurs plus vives dans le bras et la jambe droite qui ont été paralysés. Fourmillement aux orteils. (Bromure supprimé; julep avec 2 gr. d'éther. 1 lav. purgatif.)

Le 27. Souffle au premier temps plus râpeux, musical par moments.

Sort le 4 mai 1870. Rentre le 8 juin, toujours avec toux, expectoration, dyspnée. Même état des bruits du cœur.

18 juin. Le pouls semble depuis quelque temps plus petit dans la radiale gauche que dans la droite, engourdissement dans la jambe droite; commissure de ce côté un peu plus élevée.

Le 30. Vomissement avec recrudescence de céphalalgie, depuis 2 ou 3 jours douleur épigastrique, un peu do météorisme; battements du cœur accélérés, pouls filiforme.

3 juillet. Cœur moins irrégulier, souffle double vers la pointe, veines du col pas dilatées.

Le 27. Anasarque, cœur très irrégulier, râles sous-crépitants assez nombreux aux deux bases.

(Julep, teint. digital XXX gouttes, éther 2 gr.)

9 août. État général bon. L'œil droit anciennement paralysé est aussi bon que le gauche ; bras redevenus vigoureux ; dédoublement persistant du deuxième bruit ; un peu de saillie hépatique et splénique.

8 septembre. État stationnaire depuis quelque temps, mêmes souffles.

Le 13. Recrudescence de l'œdème, ascite. (Vin diurétique, amer. Julep, acétate de potasse, 6 gr.)

Le 17. Souffle au 1er temps très fort ; souffle au 2e temps moins intense, maximum à la pointe ; à la base gauche, en arrière, un peu de râles sous-crépitants avec affaiblissement respiratoire. (Vésicatoire chiendent ; jp. éther et digitale.)

Le 24. Œdème et dyspnée croissants. Tuméfaction des veines du col.

Le 27. Souffle double le long du sternum, un peu vers la pointe ainsi que sur le bord gauche. (Vin scillitique.)

18 novembre. L'anasarque a disparu petit à petit ainsi que l'ascite. Saillie du foie.

Dédoublement du 2e bruit vers la pointe avec souffle au premier temps. Pouls très petit, inégal, lent.

Impulsion de la pointe non sentie. Par moments choc brusque inégal à la base, ni dilatation, ni pouls des jugulaires. Vue brouillée par moments, céphalalgie.

Sort le 27 novembre et rentre le 1er décembre.

Reprise de toux, d'anasarque, de dyspnée. Tableau de l'asystolie. Mort le 15 décembre.

Autopsie. — Méninges saines ; pas d'altération des circonvolutions cérébrales. Aplatissement de la moitié postérieure du corps strié gauche ; sa surface est jaunâtre, déprimée, constituée par un tissu cellulaire mêlé de matière pigmentaire jaunâtre et dans laquelle rampent de nombreux vaisseaux ; cette dégénérescence pénètre profondément dans le noyau intra-ventriculaire du corps strié. Le reste de la pulpe cérébrale est sain. Artères de la base et sylviennes saines.

Aucun épanchement dans les plèvres ; les deux poumons libres d'adhérences sont pigmentés de taches noires à leur surface et à l'intérieur ; aucune induration aiguë ou chronique du parenchyme. Pas de tubercules.

Péricarde sain. Cœur d'un volume un peu au-dessus de la normale sans dilatation des ventricules ; volume des oreillettes relativement plus considérable. Dilatation légère de l'infundibulum de l'artère pulmonaire dont les valvules sont intactes.

Valvule auriculo-ventriculaire droite rétrécie ; vers le milieu de la longueur de la valve postérieure, induration et cicatrice anguleuse rétrécissant la valvule et diminuant sa hauteur ; l'orifice laisse difficilement passer deux doigts ; colonnes charnues un peu adhérentes à la paroi postérieure du ventricule.

Paroi du ventricule un peu augmentée d'épaisseur. Oreillette droite très dilatée ; colonnes hypertrophiées ; orifices des veines qui s'y abouchent très larges, surtout celles des coronaires qui admettent l'index.

Trou de Botal clos.

Ventricule gauche pas dilaté.

Aorte et ses valvules saines.

Mitrale représentant un cône obtus dont le sommet en boutonnière ne permet pas d'introduire l'index.

Colonnes charnues de 1er ordre atrophiées ; cordons raccourcis. Quelques inégalités fibreuses et calcaires sur la face auriculaire.

Oreillette gauche élargie, hypertrophiée.

3 litres de sérosité dans le péritoine..

Foie volumineux, congestionné ; cirrhose légère.

Rate doublée de volume.

Sur les reins quelques cicatrices. Surface granuleuse.

Observation CXI (inédite)

E. Leudet.

*Chorée et pleurésie gauche anciennes. — Rhumatisme articu-
laire léger. — Lésion valvulaire aortique. — Coarctation
marquée de la valvulve mitrale et rétrécissement de la valvule tricuspide.*

Gosse, Désirée-Aimable, 12 ans, rattacheuse, entre pour la
première fois à l'Hôtel-Dieu de Rouen, le 16 février 1860.
Paraîtrait avoir eu des rhumatismes articulaires. A commencé
à travailler en filature à 11 ans.

N'aurait de l'agitation des membres que depuis quelques jours.
A l'entrée, chorée intense principalement du côté droit, plus
dans le bras qu'à la jambe et un peu dans le côté droit de la
face, difficulté pour tirer la langue, réponses incompréhensibles
quoique la malade semblât parfaitement comprendre.

28 février. Après des alternatives d'exacerbation et de diminution, les mouvements ont presque entièrement disparu.
L'intelligence très affaiblie paraît revenue en partie. Toutefois
G... ne peut s'asseoir seule et n'est pas exactement maîtresse
de la direction de ses mouvements. L'articulation de la parole
fait chaque jour des progrès.

13 mars. Depuis deux jours oppression, appétit diminué; un
peu de toux sans expectoration. Matité très marquée dans la
région postéro-inférieure gauche avec souffle très marqué.
Égophonie. Matité assez étendue, en avant à la partie antérieure de l'aisselle, se continuant jusqu'à la région du cœur
dont les battements sont un peu sourds ; le premier est légèrement soufflant.

(1 granule de digitaline, looch blanc, chiendent nitré.)

17 mars. Diminution de la toux, persistance d'un peu de
souffle dans le tiers postéro-inférieur gauche avec égophonie.

Le 22. Frottement pleurétique très rude au même endroit,

sonorité non modifiée, un peu d'affaiblissement respiratoire.

Sort le 25 mars. Rentre dans le service le 9 juillet 1869. Dans l'intervalle la malade a été plusieurs fois à l'hôpital pour des accidents qui semblent de nature hystérique. Pertes de connaissance avec mouvements violents. A été près de deux mois sans pouvoir tenir un gobelet à la main. Rhumatismes articulaires légers soignés par le simple enveloppement avec de la laine. Palpitations depuis quelque temps déjà. Pouls 80. Respiration un peu trachéale. Sonorité un peu exagérée en avant, légèrement tympanique en arrière aux deux bases ; râles sonores à cet endroit. Souffle très fort, mais doux, prolongé, au premier temps ; maximum à l'orifice aortique, propagé en s'affaiblissant vers le bord gauche. Pouls bondissant. Impulsion des artères du col. Enceinte de 3 mois, pas de vomissements. (Tis. de bourrache avec sirop de Tolu ; poudre Dower 0,10.)

13 juillet. Vomissements. Un peu moins de toux.

Face pâle, lèvres cyanosées, même souffle au premier temps.

Sort le 17 juillet 1869. Rentre le 26 juin 1873. Santé assez bonne depuis sa sortie, jusqu'à il y a 4 jours que les palpitations ont beaucoup augmenté, vertiges, parfois perte de connaissance absolue, sans mouvements convulsifs, laissant une sensation de faiblesse.

Cyanose des lèvres. Impulsion énergique de la pointe du cœur avec frémissement cataire : frémissement des artères du col.

Dilatation des jugulaires sans pouls veineux.

Bruits du cœur accélérés, souffle au 1er temps, maximum vers la sixième articulation chondro-costale gauche et diminuant un peu vers l'aisselle, non propagé au col.

Un peu d'œdème aux mains, pas aux jambes. Pas d'ascite. Impulsion de l'aorte abdominale assez marquée. Saillie légère du foie. Râles crépitants aux deux bases. Affaiblissement général très marqué.

(Julep. 2 gr. chloroforme, tilleul, teint. scille et digitale. Vqq.)

2 juin. Souffle double perçu en dedans de la pointe.

Mort le 1er juillet.

Autopsie. — Épanchement d'un litre et demi-séreux dans la plèvre droite ; quelques adhérences pleurales au sommet gauche. Poumons noirâtres, gorgés de sang ; pas de tuberculose.

Adhérences générales des deux feuillets du péricarde, cellu-leuses parsemées par des riches lacis vasculaires, un peu d'épais-sissement blanchâtre du feuillet viscéral surtout en avant des ventricules avec une couche assez épaisse de graisse.

Cœur un peu plus volumineux que normalement. Ventricule droit dilaté surtout dans la région de l'infundibulum. Aucune altération de l'orifice pulmonaire, ni de l'artère elle-même.

Orifice auriculo-ventriculaire droit rétréci, ne laisse passer que deux doigts ; cette sténose est occasionnée par un épais-sissement du bord libre de la valvule tricuspide qui est d'un blanc jaunâtre, parsemée de quelques épaississements en nodu-les légèrement saillants sur la face auriculaire. Aucune altéra-tion des colonnes charnues de premier ordre et des tendons valvulaires.

Le ventricule gauche offre une capacité presque normale ; parois un peu plus épaisses, flasques, sans ramollissement ma-nifeste.

Valvules sigmoïdes de l'aorte épaissies, avec quelques dépôts fibreux, légèrement rigides, non déformées.

Valvule mitrale très rétrécie, laisse à peine pénétrer l'extré-mité de l'index ; elle forme un anneau rigide terminant un cône allongé dont l'extrémité est maintenue immobile par les ten-dons raccourcis et épaissis. Les deux colonnes charnues de premier ordre sont diminuées de volume : endocarde blanc, co-lonnes charnues de 2ᵉ et de 3ᵉ ordre minces.

Foie diminué de volume, muscade ; périhépatite. Pas d'ascite
Reins congestionnés.

Observation CXII (inédite)

E. Leudet.

Hypertrophie cardiaque considérable. — Rétrécissement des deux orifices auriculo-ventriculaires. — Pneumonie double.

Antoine Mathern, 46 ans, charretier ; entre le 2 décembre 1879 à l'Hôtel-Dieu de Rouen. Homme grand et fort, à muscles très développés. Pas de maladie antérieure. Malaise depuis une quinzaine de jours. Anxiété.

Respiration faible aux deux bases en arrière, surtout à gauche. Râles sous-crépitants dans toute la hauteur gauche. Gonflement considérable des jugulaires externes, surtout de la gauche. Cyanose des lèvres.

Voussure thoracique ; matité plus grande dans la région précordiale.

Impulsion cardiaque assez forte, surtout vers le sternum. Souffle double, vers le bord gauche, systolique est présystolique.

Respiration diaphragmatique.

Urines albumineuses.

9 décembre. Diminution légère de la dyspnée et de la cyanose. Respiration peu ample de chaque côté ; râles aux deux bases. Même état du cœur.

Mort le 11 décembre 1879.

Autopsie. — Pas d'épanchements dans les plèvres ; adhérences par place des deux feuillets.

Pneumonie aux deux bases ; tissu ferme et peu friable, lisse à la coupe, rougeâtre.

Dans la cavité péricardique un grand verre de sérosité citrine sans mélange de fausses membranes.

Cœur très volumineux ; une plaque laiteuse au milieu du ventricule droit ; d'autres assez inégales en arrière, à la base des ventricules et sur la face postérieure des oreillettes. Les cavités du cœur sont dilatées, surtout le ventricule gauche dilaté autant à la pointe qu'à la base. Colonnes charnues, surtout celles de 1er ordre, atrophiées plutôt qu'augmentées. Pas d'épaississement de l'endocardite ventriculaire.

L'orifice de la valvule mitrale laisse difficilement pénétrer deux doigts.

Ventricule droit dilaté, surtout dans l'infundibulum et au commencement de l'artère pulmonaire dont les valvules sont saines.

L'orifice tricuspide ne laisse que très difficilement passer trois doigts. Le bord gauche de la valvule présente un épaississement interstitiel marqué par deux des pointes de la tricuspide.

Oreillette droite très dilatée ; capacité et hauteur d'un tiers plus considérables que celles du ventricule correspondant; colonnes charnues développées. La veine cave inférieure largement dilatée, laisse introduire facilement le pouce. Aorte normale.

Périhépatite. Foie dur, de couleur uniforme; d'un brun un peu noirâtre.

Rate normale. Reins augmentés de volume ; rouge brunâtre foncé, plus dur que normalement.

Observation CXIII (inédite)

E. Leudet.

Endocardite valvulaire auriculo-ventriculaire droite et gauche.

Caudron, Elisabeth, entre pour la première fois à l'Hôtel-Dieu de Rouen, le 14 novembre 1876; servante dans un restaurant. Aménorrhéique. Accidents strumeux dans l'enfance; a cessé tout travail depuis 3 semaines.

Matité précordiale augmentée. La pointe du cœur bat dans le 5e espace, un peu plus loin du sternum que normalement; il paraît y avoir peu de frottement à ce niveau.

Souffle au 1ᵉʳ temps ayant son maximum vers la base ; sorte de retentissement du deuxième bruit.

Souffle intermittent au col. (Jp, teinture digitale X gouttes, bromure potassium, 2 gr. Vésicatoire sur la région du cœur.)

Le 17. Dédoublement du deuxième bruit à la base.

Le 19. Bruits moins profonds, sorte de frôlement périphérique. Deuxième vésicatoire.

Le 24. Au bord gauche vers la pointe, souffle au 1ᵉʳ temps, le dédoublement persiste à la base.

4 décembre. Bruits du cœur réguliers, rapides. Souffle au 1ᵉʳ temps, doux, existant le long du sternum et sur un point assez bas, diminuant vers la crosse. Sort le 10 décembre. Rentre le 1ᵉʳ décembre 1882.

Depuis 5 mois, absence de règles. Impulsion des artères du col sans dilatation des veines. Pouls radial irrégulier, peu ample, fuyant sous le doigt.

Impulsion cardiaque vive ; matité précordiale assez étendue, sans frémissement.

Souffle rude au 1ᵉʳ temps ; deux points maximum du souffle l'un à la base de l'aorte, l'un à la pointe.

Prétend n'avoir de palpitations que depuis la suppression des menstrues. Depuis le premier séjour a été soignée en chirurgie pour une blépharite granuleuse avec kératite. (Jp, liq. Fowler, VI gouttes ; sp éther, 2 gr. ; sp thébaïque, 20 gr.)

4 décembre. Frémissement cataire très net à la pointe, souffle double à l'orifice mitral ; au bord gauche le deuxième temps semble dédoublé, vers l'orifice le bruit est tellement fort qu'il est continu.

Le 11. Diarrhée et vomissements. (Jp, craie, 8 gr. Laudanum XII gouttes.)

Le 13. Vomissements alimentaires. Souffle présystolique très fort couvrant toute la révolution du cœur.

Le 20. Le souffle continue à la pointe, avec renforcement.

Le 25. Toux quinteuse ; respire assez mal ; rien dans le poumon (jp, hydrochlorate de morphine, 0,05), suppression de l'éther et du sirop thébaïque.

Le 27. Épistaxis abondantes répétées depuis 3 jours ; la malade n'y était pas sujette, même dans l'enfance. Céphalalgie.

Un peu moins d'amplitude du son à la percussion et à l'auscultation dans le tiers inférieur postérieur du poumon droit, avec retentissement vocal léger sans égophonie.

Le 29. Le souffle présystolique est plus marqué depuis quelques jours. Sensibilité à la pression du 3e au 5e espace intercostal gauche ; impulsion assez nette à la base de l'aorte.

Sort le 19 janvier 1883 et rentre 5 jours après avec insomnie, vomissements.

Séjour d'un mois 1/2 pendant lequel on constate toujours un frémissement à la pointe, un dédoublement du deuxième bruit avec souffle présystolique.

Rentre pour la deuxième fois le 13 mai 1883.

Depuis sa sortie la malade n'a pu travailler à cause de la toux.

Soubresauts très intenses des artères du col, pouls régulier, faible.

Matité précordiale étendue ; impulsion faible de la pointe un peu en dehors du mamelon, sans impulsion diastolique, ni frémissement cataire.

Souffle couvrant les deux bruits en dehors et au-dessous du mamelon, se prolongeant jusque près du sternum, ayant son maximun dans le 4e espace à 0,03 du bord sternal.

Sur l'aorte souffle moins fort, au 1er temps seulement, ne se prolongeant pas sur l'aorte.

En avant, sous la clavicule gauche, matité légère ; sous la droite respiration bronchique aiguë. En arrière, au sommet gauche respiration bronchique très rude ; dans la fosse sus-épineuse droite respiration très prolongée.

Peu d'appétit, pas de diarrhée, sueurs nocturnes.

Pas de règles depuis 10 mois (éther, 1 gr.)

26 mai. Le souffle est toujours très râpeux à la pointe et couvrant les deux bruits.

Le 29. Frémissement cataire.

7 juin. Augmentation de la dyspnée depuis quelque temps ; un peu d'œdème des pieds le soir ; saillie et sensibilité du bord inférieur du foie. Pas de tuméfaction veineuse du col.

Mêmes souffles à la pointe. A la base de l'aorte il existe toujours le souffle au premier temps, avec renforcement du 2°.

Pâleur croissante de la face, peu d'appétit ; quelques vomissements.

Le 12. Quelques douleurs à la base gauche, respiration faible ; bronchophonie ; ces signes existent moins prononcés à droite.

Le 16. Recrudescence de dypsnée depuis quelques jours. Expiration restant prolongée au sommet gauche où il y a un peu moins d'élasticité. Même état du cœur (Jp, acétate de potasse, 6 gr., pil. de Méglin.)

Le 19. Même état général et local. Le 26. Pâleur croissante. dyspnée, toux, vomissements alimentaires. Diarrhée.

Aux deux bases, matité à droite et à gauche, respiration rude avec bronchophonie. Depuis 8 jours crachats noirâtres sanglants, pas d'épistaxis.

Suppression de l'acétate de potasse. (Jp, teinture de digitale, XXX gouttes, eau laurier-cerise, 4 gr.)

10 juillet. Œdème et ascite considérables ; pouls très petit, vomissements continuels.

Mort le 11 juillet.

Autopsie. — Épanchement de sérosité trouble dans les deux plèvres, à gauche dans le liquide fausses membranes molles, réticulum pseudo-membraneux mou, recouvrant la base. Dans le poumon droit plusieurs noyaux d'apoplexie pulmonaire, noirs, collectionnés et infiltrés, sans ramollissement du tissu. Emphysème du poumon gauche. Péricarde sain, sauf une petite plaque légèrement villeuse vers la pointe du ventricule droit sur sa face antérieure.

Cœur. — Ventricules un peu augmentés de volume et d'épaisseur. Oreillettes dilatées et épaissies surtout la gauche. Orifice mitral très rétréci, infundibuliforme, laissant à peine passer l'index ; cercle fibreux infiltré de sels calcaires ; surface auriculaire fissurée surtout dans les angles.

Les bords de la valvule présentaient de petites concrétions fibrineuses rougeâtres, comme il y en avait aussi sur les valvules sigmoïdes aortiques un peu épaisses.

L'orifice auriculo-ventriculaire droit était considérablement retréci ; il ne livrait passage qu'à un seul doigt de l'observateur ; par la fusion de ses pointes, il représentait un orifice circulaire lisse, un peu coupant, parsemé de quelques concrétions fibrineuses. Vu par sa face auriculaire l'orifice était épais, ridé, sans ulcération.

Trou de Botal fermé. Valvules pulmonaires saines.

Aorte non dilatée, non athéromateuse.

4 ou 5 litres de sérosité citrine dans le péritoine.

Foie volumineux, muscade ; dilatation des veines sus-hépatiques très considérable.

Rate dure, augmentée de volume. Reins cardiaques.

OBSERVATION CXIV (INÉDITE)

E. LEUDET.

Endocardite chronique des orifices auriculo-ventriculaires droit et gauche, des valvules sigmoïdes de l'aorte. — Énorme hypertrophie du cœur.

Desmarais, Adèle, 23 ans, ouvrière de filature, entre le 14 juin 1883. C'est une femme petite, semblant avoir 18 ans ; elle travaille dans une filature depuis l'âge de 16 ans. Nie tout rhumatisme ou fluxion de poitrine antérieure, réglée à 20 ans, jamais régulièrement, écarts de 3 ou 4 mois. Jamais d'enfants.

Dyspnéique depuis un an, l'est davantage depuis 3 mois.

Travail supprimé depuis 2 semaines après interruptions nombreuses depuis un an. Œdème des jambes depuis 3 ou 4 jours avant l'entrée ; moins marqué aux cuisses, à la face ; ascite.

Peu d'appétit, quelques vomissements, quelques crachats muqueux avec des filets de sang.

Impulsion cardiaque vive, frémissement cataire léger. Pointe dans le 5e espace intercostal à 0,03 en dehors du mamelon. Inégalités. Cœur presque transversal. Souffle au premier temps, peu prolongé, fort, entendu au-dessus de la 4e côte.

Jugulaires peu dilatées, non pulsatiles ; pouls très petit.

A la moitié inférieure postérieure droite, râles sous-crépitants, mous, abondants, respiration faible. Rien à gauche.

Urines acajou, albumine assez abondante.

(1 litre de lait ; 6 gr. acétate de potasse ; 3 granules de digitaline).

19 juin. Recrudescence de la toux. Au sommet gauche un peu d'expiration prolongée sans matité.

Le 22. Diminution de l'œdème des membres inférieurs. Le pouls reste très petit, moins inégal.

Le 26. Le souffle au 1er temps a maintenant deux points maximum ; l'un sur l'aorte ascendante, l'autre sur le bord gauche vers la pointe où le deuxième bruit est très dédoublé.

Sort le 5 juillet et rentre le 5 août suivant.

Reprise depuis 2 ou 3 semaines de crachats hémoptoïques, beaucoup de dyspnée, lèvres cyaniques.

Pouls radial insensible, œdème de la partie supéro-interne des cuisses. Jugulaires externes volumineuses avec pouls veineux et peu de reflux.

Irrégularités cardiaques nombreuses ; souffles difficiles à entendre (pot. alcoolique et ext. de qq.)

Mort le 9 août 1883.

Autopsie. — Œdème considérable des téguments ; vergetures rouges sur les membres.

Pas d'épanchement dans les plèvres ; anciennes adhérences à gauche ; moins étendues au sommet droit.

Poumon droit emphysémateux au sommet. Dans la moitié antérieure du côté droit du lobe supérieur, une masse d'apoplexie pulmonaire infiltrée du volume d'un œuf de pigeon, masse dure très limitée; au-dessous, près du bord libre, autre masse du volume d'une petite noix. En arrière aux deux bases un peu d'atélectasie, sans friabilité, ni infiltration sanguine.

Épanchement dans le péricarde; un 1/3 de verre de sérosité. Pas de plaques laiteuses.

Cœur très volumineux; ventricules 0,13 de haut, sur 0,14 de largeur maximum, forme utriculaire. Pointe formée également aux dépens des deux ventricules.

Dilatation marquée du ventricule droit, surtout au niveau de l'infundibulum, dont l'endocarde est normal, de même que les valvules de l'artère pulmonaire; celle-ci est considérablement dilatée dans son tronc et ses deux divisions principales. Paroi très épaisse.

Rétrécissement considérable de l'orifice auriculo-ventriculaire droit qui forme un orifice circulaire, saillant en cul-de-poule, vers la cavité du ventricule; il laisse à peine pénétrer un doigt. Épaississement autour de l'insertion des valves. Examinée du côté de l'oreillette, la valvule forme une ligne courbe dans son milieu en S romaine. Elle est épaisse, infiltrée de matière plastique, sans ulcération d'aucune de ses faces.

L'oreillette droite est assez petite, à parois épaisses, avec épaississement nacré de l'endocarde sur une partie. Auricule rempli par un caillot blanchâtre fibrineux.

Les valvules sigmoïdes de l'aorte sont réunies en une seule cloison rigide à peine flexible et légèrement sinueuse; elles sont infiltrées de substance fibreuse.

La mitrale infundibuliforme a ses tendons épais, nacrés, très raccourcis et s'insère presque directement sur les colonnes charnues de premier ordre; l'orifice forme une fente un peu elliptique dont les parois saillantes en bourrelet ne présentent ni végétation, ni ulcération; il ne laisse pénétrer que la dernière phalange de l'index.

Oreillette gauche rétrécie; épaisseur de la paroi dans sa partie moyenne, 0,015. Pas de communication des deux oreillettes.

1/2 litre environ de sérosité citrine dans le péritoine.

Foie légèrement diminué de volume ; membrane de Glisson épaissie. Sclérose du stroma ; veines dilatées.

Rate dure. Reins un peu atrophiés avec anciens infarctus.

Observation CXV (inédite)

E. Leudet.

Rétrécissement mitral et tricuspidien. — Absence du pouls radial gauche ; atrophie de l'artère radiale gauche. — Déviation rachidienne.

La nommée Amelot Jeanne, 56 ans, trameuse, entre le 13 janvier 1883 à l'Hôtel-Dieu de Rouen. A eu 4 enfants, tous morts ; a eu à 15 ans une maladie grave et depuis n'a jamais dû s'aliter. Crachements de sang à une époque qu'elle ne peut se rappeler.

Depuis l'âge de 15 ans, à ce qu'elle affirme, déviation rachidienne antéro-postérieure et légèrement latérale.

Dyspnéique depuis l'âge de 41 ans, depuis lors a dû renoncer de travailler en fabrique et trame chez elle.

Un peu d'appétit, mais elle étouffe dès qu'elle mange. En avant à gauche, matité dans les deux tiers supérieurs ; quelques râles épais, profonds.

En arrière, à droite et à la base quelque râles sous-crépitants avec légers frottements ; aux deux sommets respiration faible.

Inégalités cardiaques ; par moments redoublements des deux bruits, sans souffle.

Pouls très petit, intermittences parfois, au niveau de la radiale droite ; le pouls radial gauche manque sur tout l'avant-bras ; au bras on perçoit les battements artériels. Impulsion artérielle au col sans dilatation veineuse.

Au point de vue des rhumatismes, n'a jamais eu que des douleurs vagues dans les bras sans jamais s'aliter. (Infus. ipéca, 0,30, eau 120 gr. ; sp théb., 15 gr., Todd.)

Sort un peu améliorée le 27 janvier, et rentre le 22 octobre 1883 avec des phénomènes d'oppression extrême ; râles très nombreux des deux côtés ; inégalités cardiaques. (Vésicatoire volant, Todd.)

L'état général s'améliore, d'abord, mais peu à peu la respiration redevient de plus en plus embarrassée, et la malade succombe le 9 novembre 1883 avec les signes d'une congestion pulmonaire double.

Autopsie. — Pas d'épanchement dans les plèvres. Les deux poumons très emphysémateux sont congestionnés aux bases, le sommet droit renferme près de la surface trois petites masses crétacées et caséeuses du volume d'un gros pois.

Péricarde sain.

Cœur d'un volume au-dessous de la normale ; dur ; parois augmentées de volume dans le ventricule gauche 0,012 au milieu. Dans le ventricule droit, elles ont au moins le double de l'épaisseur normale ; pâles des deux côtés, elles offrent surtout à gauche des points d'un blanc jaunâtre sclérosés.

Endocarde sain.

Valvule sigmoïde antérieure de l'aorte dure, infiltrée d'un tissu dur, légèrement rugueux, sans concrétions, ne peut se mouvoir. La droite est encore un peu flexible.

Valvule mitrale très altérée ; son orifice très rétréci laisse à peine passer la première phalange de l'index ; sa valve antérieure un peu convexe, sans destruction du revêtement endocardiaque, était le siège d'un épaississement interstitiel considérable, valve postérieure épaissie, comme noueuse, presque partout adhérente à la paroi.

Valvule auriculo-ventriculaire droite considérablement épaissie dans ses deux valves postérieure et latérale gauche ; ces deux valvules inflexibles, très peu mobiles formaient un gros bourrelet, retenu par des cordons épaissis sans dépôt fibrineux récent à la surface.

L'orifice circonscrit par ces valves n'admettait que deux doigts à peine.

Orifice et valvules pulmonaires sains.

Oreillette droite peu dilatée ; paroi à peine épaissie ; la gauche relativement plus large.

Aorte normale, sans plaques athéromateuses.

Intégrité absolue des troncs vasculaires émergeant de l'aorte thoracique, tronc brachio-céphalique, artères carotide et sous-clavière gauches. En suivant l'humérale jusqu'à sa bifurcation à l'avant-bras, on la trouve normale ; au contraire dès sa naissance, l'artère radiale gauche est rétrécie au moins au quart de son diamètre normal. Pas d'athérome ou d'épaississement interstitiel. Le tissu cellulaire qui entoure le vaisseau est épais et un peu rouge.

Pas d'épanchement dans le péritoine. Foie peu volumineux, dur. Rate ferme.

Les deux reins rougeâtres sont parsemés à leur surface d'une foule de dépressions, un peu bleuâtres au centre. Apparence de néphrite interstitielle.

Observation CXVI (personnelle)

Rétrécissement et insuffisance de la tricuspide. — Lésion de la valvule aortique.

Le nommé Goma, 45 ans, forgeron, entre le 31 décembre 1887 à l'hôpital Lariboisière, salle St-Augustin B, n° 19 bis.

Il n'est malade que depuis 15 jours, est bien portant d'habitude et n'avait jamais eu de rhumatismes. Embonpoint ordinaire. Le malade est très pâle ; il ne se plaint que d'une vive dyspnée survenue récemment, et qui l'a forcé à interrompre son métier.

Toux assez fréquente ; râles sibilants et ronflants dans les bronches des deux côtés de la poitrine ; aux deux bases on entend de gros râles sous-crépitants (Ventouses sèches, Todd, kermès.) A l'examen du cœur on constate que l'impulsion en est assez forte, la pointe bat un peu en dehors de la ligne mamillaire gauche, il ne semble pas y avoir d'hypertrophie ; la matité cardiaque n'est pas augmentée.

Au niveau de l'orifice aortique, souffle diastolique ; doux ; rien n'est entendu aux deux orifices.

Pouls fort, bondissant.

Pas d'éblouissements, mais légère tendance aux vertiges.

Un peu d'albumine dans l'urine.

Mort presque subite le 2 janvier 1888 ; dans la journée, le malade s'était levé, se sentant mieux et respirant plus facilement, il s'endort auprès du poêle, puis à 5 heures 1/3 se recouche pris de malaise avec un sentiment de grande faiblesse. Nous le trouvons à 6 heures du soir avec du refroidissement des extrémités, le pouls très petit, fréquent ; le malade répond à peine à nos questions (inject. éther, sinapisme.) Mort vers 7 heures du soir dans une syncope.

Autopsie. — Emphysème très marqué aux sommets, et aux bords antérieurs des deux poumons ; au sommet gauche un tubercule crétacé.

Bronches moyennement dilatées.

Rien dans les plèvres.

Le cœur un peu augmenté de volume est en diastole ; peu de surcharge graisseuse. Pas d'épanchement dans le péricarde ; à la pointe du cœur plaque laiteuse, une grande au tiers inférieur occupe presque toute la longueur du ventricule droit.

Le ventricule droit non hypertrophié, ni dilaté contient un caillot fibrineux allongé et engagé dans l'orifice de l'artère pulmonaire ; il s'étend jusque et au delà de la bifurcation du vaisseau dans la branche droite de l'artère. Rien dans la branche gauche.

Oreillette droite saine semblant un peu dilatée.

Valvule tricuspide très altérée, les valvules ratatinées, à bords épais n'existent pour ainsi dire plus au point de vue du fonctionnement. Le calibre de l'orifice est très diminué ; il admet tout juste deux doigts.

Ventricule gauche moyennement hypertrophié; le myocarde ne paraît pas altéré à la coupe.

Valvule mitrale saine.

Valvules sigmoïdes de l'aorte épaissies : l'antérieure est peu malade, mais la postérieure bleuâtre, injectée est percée d'un trou à sa base. La gauche est encore plus malade ; un bord épaissi est un peu ulcéré ; le cul-de-sac de la valvule est percé de plusieurs orifices au bord desquels il existe de petites végétations.

Aorte saine sauf quelques petites plaques d'athérome. Orifices des artères coronaires absolument sains.

Foie congestionné. Veines sus hépatiques gorgées de sang. Reins 280 et 250 gr., semblent sains à l'œil nu.

OBSERVATION CXVII (PERSONNELLE)

Infection puerpérale. — Endocardite ulcéreuse au niveau de l'orifice tricuspide antérieurement rétréci.

Prajoux, Marie, 22 ans, domestique, entre le 26 décembre 1887, à l'hôpital Lariboisière, service de la Crèche, n° 4.

Cette femme ne se souvient que d'une attaque de rhumatisme assez forte à 18 ans. Fausse couche à 20 ans.

Depuis son rhumatisme elle a conservé un peu de gêne de la respiration quand elle marche un peu vite, ou se fatigue. Dans les derniers temps de sa grossesse quelques palpitations.

Accouchée le 11 décembre chez une sage-femme, au 8e mois de sa grossesse ; très fatiguée pendant les derniers mois ayant continué un service pénible jusqu'au dernier moment.

Depuis l'accouchement, aurait constamment de la fièvre ; n'a pas mangé ; perd toujours un peu, de temps en temps le soir surtout quelques petits frissons.

La malade est une femme pâle, paraissant très affaiblie; peau chaude et sèche, langue chargée, un peu brune et sèche au milieu.

Anorexie complète; il y a deux ou trois jours, diarrhée au·jourd'hui arrêtée.

Légère hémorrhagie utérine; on trouve de l'albumine dans l'urine, mais à cause de l'hémorrhagie, on ne peut affirmer que le précipité ne soit pas dû à la présence du sang.

Rien à l'examen des poumons.

Au cœur, léger souffle semblant naître à l'orifice mitral, mais ayant son maximum un peu en dedans et à la hauteur du mamelon, on l'entend encore près du sternum.

Intelligence intacte.

29 décembre. Très abattue ce matin; la perte continue. Le ventre est un peu sensible; la malade dit qu'elle ne souffre pas, mais est bien faible. (Todd. ext. qq., 2 gr., ergot de seigle, 0,50 en 2 paquets.)

Le 31. Un peu d'agitation ce soir.

1er janvier. Le matin, se sent un peu mieux; le souffle au cœur un peu plus intense ces derniers jours est redevenu comme au début.

Le soir, la fièvre remonte, un peu de diarrhée et de frisson vers trois heures.

Le 2. Forte fièvre; chlorhydrate de quinine, 0,50.

Le 3. Langue très sèche; un peu de météorisme et de diarrhée. Pas de douleurs.

Le 4. L'anorexie persiste, la pâleur fait des progrès.

L'hémorrhagie utérine légère continue toujours. 2 injections sous-cutanées d'ergotine par jour.

Le 5. Pression sur la région lombaire un peu douloureuse; l'affaiblissement s'accentue de plus en plus. Frissons légers de temps en temps. Diarrhée plus forte. (Pot. diascordium et bismuth.)

Le 6. Ce matin, un vomissement bilieux peu abondant; rien à noter du côté de l'abdomen.

Le 7. A partir d'aujourd'hui, la malade tombe dans le collapsus absolu ; elle ne parle plus, reste insensible. On est obligé de la nourrir à la cuiller ; de temps en temps murmure quelques mots inintelligibles.

Le 8. La malade est sondée ce matin ; on constate la présence d'une quantité notable d'albumine qui persiste les jours suivants.

9 janvier. Diarrhée ; toujours un léger écoulement de sang par la vulve. Sueurs fréquentes, langue rôtie.

Meurt dans la nuit du 11 au 12 janvier.

Autopsie, le 13 janvier. — Rien dans les plèvres, ni aux poumons.

Le cœur est normal au premier abord.

Dans le cœur gauche, les valvules et les orifices sont sains.

Orifice pulmonaire intact.

L'orifice tricuspidien rétréci n'admet que tout juste deux doigts.

Dans le ventricule un peu dilaté sans hypertrophie, caillot du volume d'un petit œuf de poule composé de fibrine et de globules sanguins appendus aux valves de la tricuspide.

La face ventriculaire de celle-ci est inégale, boursouflée, la face auriculaire tapissée de fibrine.

La valve interne est très malade ; ses piliers sont raccourcis ; elle est très amincie, infiltrée de graisse sur plusieurs points, inégale à sa surface, elle offre la forme d'un cône aplati à pointe dirigée en bas. La valve postérieure très épaissie est recroquevillée. L'antérieure est également très épaissie, presque de forme rectangulaire.

Toutes ces parties sont très molles, friables.

Au bord de toutes les valves existe un dépôt épais de fibrine et un peu au-dessus de leur point d'insertion la séreuse endocardique est inégale, verruqueuse, dépolie, tapissée de petites élevures arrondies, à dépression centrale, qui existent principalement entre la valve postérieure et l'antérieure.

A la coupe les valves semblent graisseuses, on y trouve un tissu blanc grisâtre évidemment dégénéré.

Dans l'oreillette comme dans le ventricule on voit, au point d'insertion des cordages, des taches de graisse, infiltrant le myocarde qui est flasque, mou.

L'oreillette n'est pas hypertrophiée ; il existe également quelques petites verrucosités à l'embouchure de la veine cave inférieure.

Le foie est seulement un peu graisseux.

Reins gros, blanchâtres, la substance corticale est très augmentée de volume. Ils se décortiquent avec quelque difficulté.

Rate normale.

Rien dans le péritoine.

Utérus de volume normal ; muqueuse altérée par places ; sur certains points on voit des vaisseaux d'où sortent quelques gouttes d'un sang noir et qui, étant incisés, ne semblent pas contenir de pus.

Tous les autres organes sont sains.

BIBLIOGRAPHIE

Abercrombie. — *London Pathologic. Soc. Transactions.*, 1882, t. XXXIV, p. 78.

Aran. — Recherches sur les tumeurs et les dégénérescences des oreillettes du cœur. *Arch. gén. de méd.*, 1re série 71, p. 278, 1846.

Ashby. — *Med. Times*, 15 mars 1884.

P. Ayrolles. — *Revue des malad. de l'enfance*, mai 1885.

Bamberger. — Beiträge zur Physiologie u. Path. des Herzen's. *Virch. Arch. B. IX*, 1856.

— *Lehrbuch der Krankheiten des Herzens.* Wien, 1857.

Bancel. — *Contribution à l'étude des maladies du cœur (Lésions des orifices auriculo-ventriculaires).* Th. doct., 1877.

J. Barr. — *Liverpool med. chir. Journal*, 1884 et 1885.

Boyce Barrow. — *London Path. Soc. Transact.*, XXXII, 1881.

Barth et Roger. — *Traité pratique d'auscultation*, 10e éd.

Baumel. — Th. agrég., 1883.

Byrom Bramwell. — On right sided endocarditis. *American Journ. of. Med. Sc.*, avril 1886, p. 419.

René Blache. — *Des maladies du cœur chez les enfants.* Th., Paris, 1869.

P. Blocq. — *Publications du Progrès médical*, 1881.

R. J. Bertin. — *Traité des maladies du cœur*, 1824.

W. H. Broadbent. — Mitral stenosis. *Americ. Journ. of. Med. Sc.*, janv. 1887.

Burns. — *Diseases of the heart*, p. 194, 1809.

Bury. — *Lancet*, 2 août 1884.

R. E. Carrington. — *London Path. Soc. Transact.*, XXXII, 1881 et XXXVII, 1886.

Charteris. — *Lancet*, 27 sept. 1879.

A. Chauffard. — *Rev. de médecine*, 1884.

Chiotti. — *Il Morgagni*, fév. 1879.

E. Cohn. — *Deutsches Arch. f. klin. Med.* B. 34, 1884.

Corvisart. — *Essai sur les maladies et lésions organiques du cœur et des gros vaisseaux*, 2ᵉ éd., 1811.

Cryan. — *Dublin. Path. Soc.*, 12 fév. 1870 et *D. quart. Journ.*, nov. 1870.

— *Dublin Path. Soc.*, 20 avril 1872.

Davezac. — *Soc. d'anat. et de physiol. de Bordeaux*, 3 mai 1881 et *Journ. de Méd. de Bord.*, 7 août 1881.

Descroizilles. — *Man. de Path. et de cliniq. infantiles*, 1884.

Du Castel. — *Soc. anat.*, 7 janv. 1881 et *Progrès méd.*, 1881.

Dyce Duckworth. — *Lond. clin. Soc.*, 27 janv. 1888 et *British Med. Journ.*, 4 fév.

Duguet. — *Soc. méd. des hôp.*, 13 janvier 1882.

Duroziez. — *Gaz. des hôpitaux*, 1868.

— *Gaz. des hôp.*, 1869.

— *Soc. de méd. de Paris*, 10 nov. 1877 et *Union méd.*, 10 janv. 1878.

— Fréquence de la lésion aiguë et chronique de la tricuspide. *Union méd.*, 1882 p. 785.

— Du rétrécissement très étroit de la tricuspide, *Soc. de méd. de Paris*, 23 juin 1883 et *Union méd.*, XXXVI, p. 1081 et 1095.

W. Ewart. — *London Path. Soc. Transact.*, v. XXIX, 1878.

Bedford Fenwick. — *London Path. Soc. Transact.*, XXXII, 1881.

— *Eod. loc.*, XXXIV, 1882.

Ferber. — Pathologie der Herzkrankheiten im frühesten Kindesalter. *Arch. der Heilkunde*, H. 5, p. 423, 1866, in *Virch. u. Hirsch's Jahresb f.* 1866.

Flint. — *Diseases of the heart*.

Forget. — *Études cliniq. sur les malad. du cœur.* Paris, 1844.

— *Précis théorique et pratique sur les malad. du cœur, des vaisseaux et du sang.* Strasbourg et Paris, 1851.

Balth. Foster. — *Clinical medicin*.

J. Freeman. — *Medico-chirurg. Review*, nᵒ 67, janv. 1841.

Friedreich. — Krankheiten des Herzens, in *Handbuch der special. Path. u. Therapie. redig. v. Virchow*, 1861, Berlin.

J. Garel. — *Rev. mens. de méd. et de chir.*, 1880.

W. T. Gairdner. — *Clinic. méd.*, 1862.

H. Gintrac. — Art. Cyanose du *Dict. de méd. et chir. pratiq.*, 1871.

Girgensohn. — *St-Petersburger med. Wochenschrift,* 9 oct. 1876.

John Guiteras. — *Philadelphia med. Times,* 1874-75.

F. Günsbourg. — *Klinick der Kreislaufs und Athmungsorgane.* Breslau, 1856.

J. F. Goodhart. — *British. med. Journ.,* 23 sept. 1871.

A. Pearce Gould. — *London Path. Soc. transact.,* XXVIII, 1877.

W. S. Greenfield. — *Eod. loc.,* XXVII, 1876.

Haldane. — *Edinburgh med. chir. Soc.* et *Edinb. med. Journ.,* 6 juil. 1874.

Havage. — *Soc. anat.,* 11 juillet 1879.

Th. Hayden. — *Dublin Path. Soc.* et *British. med. Journ.,* 28 janv. 1871.

— *Transact. of the Med. Soc. of the College of Physicians,* Dublin 8 avril 1874.

— *Diseases of the heart and aorta.* Dublin, 1874.

R. G. Hebb. — *London Path. Soc. Transact.,* XXXVI, 1885.

Henriette. — *Bul. d'Acad. de méd. de Belgique,* 1860, et *Gaz. méd. de Paris,* 1861.

Hope. — *Diseases of the heart,* 4e éd., 1849.

P. Horrocks. — *London Path. Soc. Transact.,* XXXII, 1881.

J. Pearson Irvine. — *Eod. loc.,* XXXI, 1880.

Jennings. — *Dublin Path. Soc.,* in *D. quart. Journ. of Med. Sc.,* 1866.

Kinglake. — *London Med. Journ.,* 1789.

Kreysig. — *Krankheiten der Herzens,* 1815.

Krönig. — Diag. Beitrag. zur Herzen u. Lungen Path. *Berl. klin·Woch.,* 19 déc. 1867.

Kucker. — *The Med. Record.* New-York, 24 fév. 1883.

Lancereaux. — Des anomalies cardiaques. *Gaz. des hôpit.,* 1880.

L. Landouzy. — *Soc. anat.,* 1869.

Lebert. — Maladies congénitales du cœur, in *Ziemssen's Handbuch der special Path. u. Thérapie,* 1876.

D. J. Leech. — *London Path. Soc. Transact.,* XXXIII, 1882.

F. Leclerc. — *Lyon méd.,* n° 25, p. 247, 1887.

Lépine. — *Eod. loc.,* 30 juillet 1882.

Ch. Leroux. — *Soc. anat.,* 6 juin 1877.

Little. — *Dublin Path. Soc.* et *D. quart. Journ. of med. Sc.,* 1867.

Lubet-Barbon. — *Soc. anat.,* 6 juin 1883.

Luton. — *Eod. loc.,* déc. 1858.

Malvoz. — Endocardite tricuspide parasitaire consécutive à une thrombose suppurée de la veine axillaire du côté droit. *Rev. de méd.*, 10 mai 1888.

Maragliano. — *Salute. Italia medica.* Genova, 1882, 2ᵉ s., XVI.

Marchesi. -- *Des altérations de la tricuspide.* Th. Montpellier, nº 33, 1877.

Norman Moore. — *St Bartholomew's Hosp. reports*, vol. XVII, 1881.

Alex. Morrison. — 34 *meeting of the Brit. Med. Assoc.* Edinburgh, et *Brit. Med. Journ.*, 21 août 1875.

Niemeyer. — *Médecine pratique*, vol. I.

Peacock. — *London Path. Soc. Transact.*, V, 1853.

— *Malformations of the human heart*, 2ᵉ éd.

— Valvular diseases of the heart. *Med Times and. Gaz.*, 1873.

— Prognosis in cases of valvular diseases of the heart. *St Thomas hosp. reports*, new. serie, vol. II, 1881.

Constantin Paul. — *Diag. et Trait des malad. du cœur*, 2ᶜ éd., 1887.

M. Peter. — *Traité cliniq. et pratiq. des malad. du cœur et de la crosse de l'aorte.* 1883.

R. H. Pierson. — De l'hérédité des lésions valvulaires. *Wiener med. Bl.* 30, 31 et 34, 1881, in *Virch. u. Hirch's Jahresb.*

Pollock. — *London Path. Soc. Transact.*, 21 janv. 1850, vol. II.

— *Eod. loc.*, VII, 1856.

Potain et **Rendu.** — *Dict. encyclop. des sc. méd.*, art. Cœur.

Pye Smith. — *London Path. Soc. Trans.*, III, 1852.

Quain. — *Eod. loc.*, I, 1848.

E. Quénu. — *Développement du cœur et du péricarde*, Th. d'agr., 1883.

Rauchfous. — *Soc. des méd. de Dresde*, in Th. de R. BLACHE, 1869.

Renaut. — *Soc. des sc. méd. de Lyon*, mai 1882, et *Lyon méd.*

Roosevelt. — Série de maladies du cœur. *Med. Rec.*, 24 mars 1888.

Rosenstein. — *Ziemssen's Handbuch der spec. Path. u. Therap.*, VI, 1876.

Sappey. — *Traité d'anat.*, 3ᵉ éd., t. II.

Sharkey Seymour. — *London Path. Soc. Trans.*, XXXVII, 1886.

D. G. Schipmann. — Du rétrécissement congénital ou atrésie de l'orifice auriculo-ventric. droit. Dissert. Iena, 1869, in *Virch. u. Hirsch's Jahresb.*

Sieveking. — *Brit. med. Journ.*, 21 janv. 1871.

Henry Simpson. — Manchester med. Soc., in. *Brit. Med. Journ.*, 16 mai 1868.

Wharton Sinkler. — *Philadelphia Path. Soc.*, 10 sept 1874.

Skoda. — *Abhandlung über Percussion u. Auskultation.*, 5ᵉ éd., Wien, 1854.

Stokes. — *Dublin. Path. Soc. Transact.*, 1862.

Talpalde. — *Glasgow Path. and Clinic. Soc.*, 13 mai, et *British Med. Journ.*, 19 juillet 1879.

Torres Homem. — *Revista de Cursos.* Rio de Janeiro, déc. 1884.

Franz Tuczek. — *Deutsches. Arch. f. Klin. Med.*, vol. 23, 1879.

H. Wallmann. — *Virch. Arch.*, B. XIII, 1858.

Walter H. Walshe. — *Pract. Treatise on the dis. of the lungs and heart.*, 1851.

Widmann. — 48ᵉ assemblée des naturalistes allem. à Graz, in *Berl. Klin. Woch.*, n° 48, 1875.

Woillez. — *Traité théor. et clinic. de percus. et d'auscult.*, 1798.

TABLE DES MATIÈRES

IMPRIMERIE LEMALE ET Cⁱᵉ, HAVRE

PLANCHE I

Coupe d'une valve de la tricuspide chez une femme atteinte de rétrécissement tricuspidien ancien ; endocardite ulcéreuse d'origine puerpérale (obs. CXVII. — Cas personnel).

Fig. I. — Vue d'ensemble de la coupe à un faible grossissement montrant la disposition générale des amas de streptocoques (A) colorés en violet.

Fig. II. — Aspect du point représenté en B dans la figure I, à un fort grossissement.

A. Streptocoques isolés. — B. Fibres musculaires cardiaques. — C. Amas de streptocoques farcissant le muscle cardiaque.

PLANCHE II

Coupe de l'utérus d'une femme morte de septicémie puerpérale (préparation communiquée par M. F. Widal).

Fig I. — A. Muscle utérin. — B et C. Lymphatiques remplis de streptocoques colorés en violet. — Veinule remplie des mêmes microbes.

Fig. II. — Aspect à un fort grossissement du point représenté en B dans la figure I.

A. Vaisseau lymphatique plein de microbes. — B. Fibres musculaires.

Fig. I.

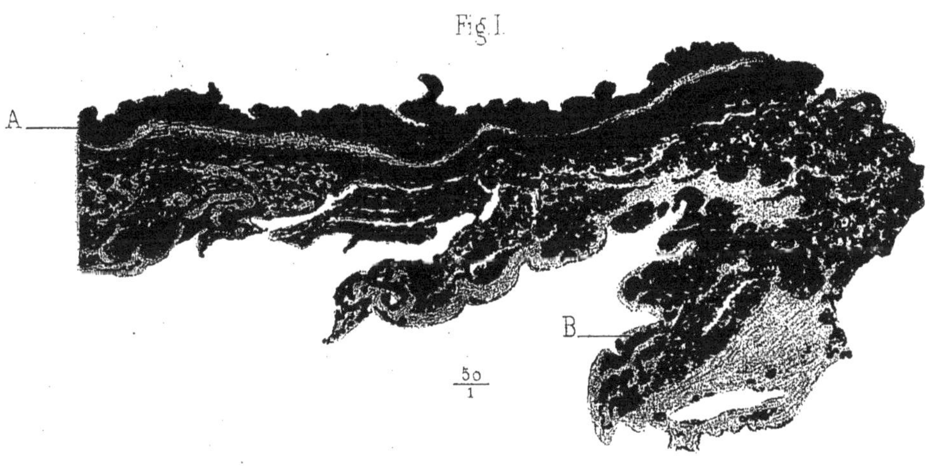

Fig. II.

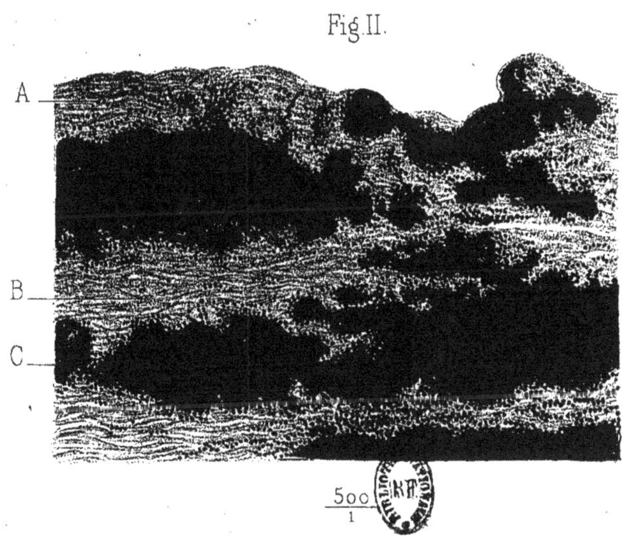

A. Karmanski ad. nat. del. et lith.

Imp. Lemercier et Cie Paris.

G. Steinheil Editeur

Fig. I.

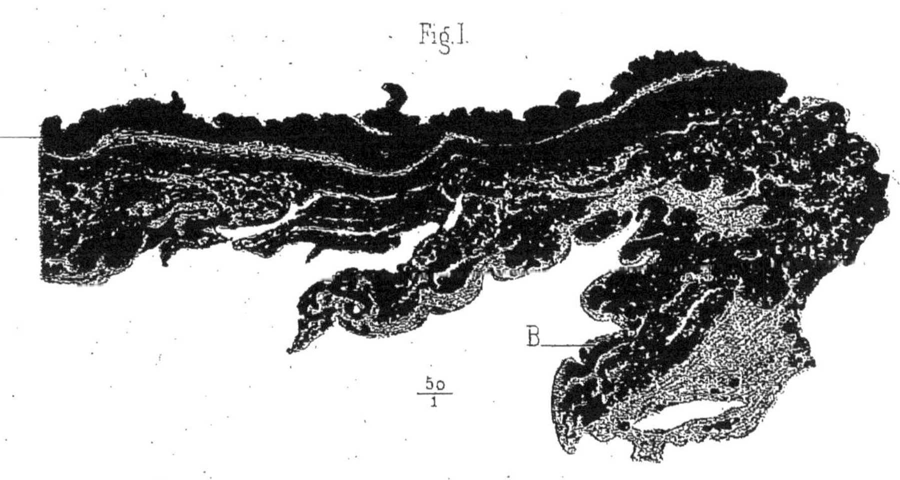

Fig. II.

A. Karmanski ad. nat. del. et lith.

Imp. Lemercier et C⁣ie Paris.

G. Steinheil Editeur

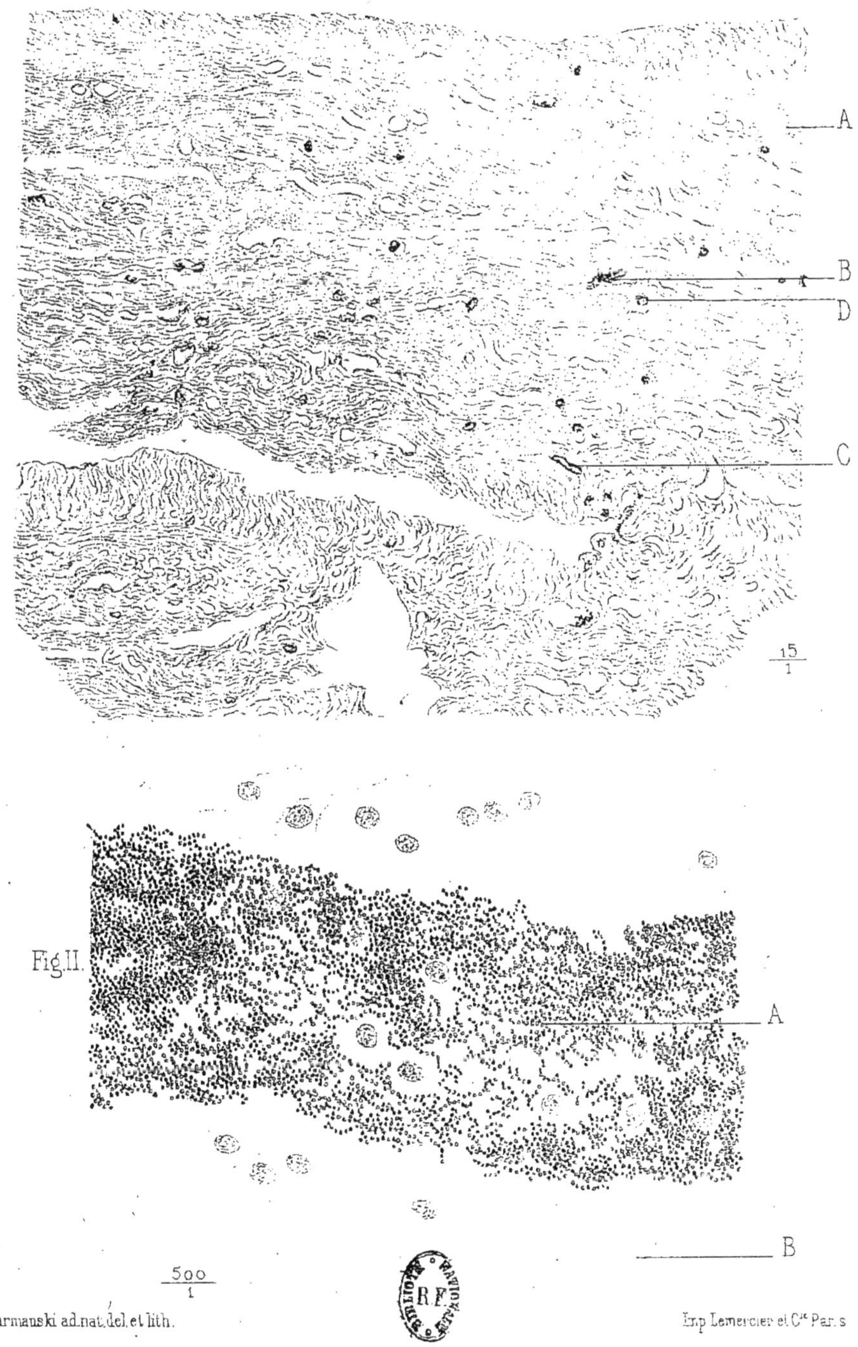

PL. II.
Fig. I.
A
B
D
C
15/1
Fig. II.
A
B
500/1
A. Karmanski ad. nat. del. et lith.
R. F.
Imp. Lemercier et Cie Paris
G. Steinheil Editeur